Comida para el corazón

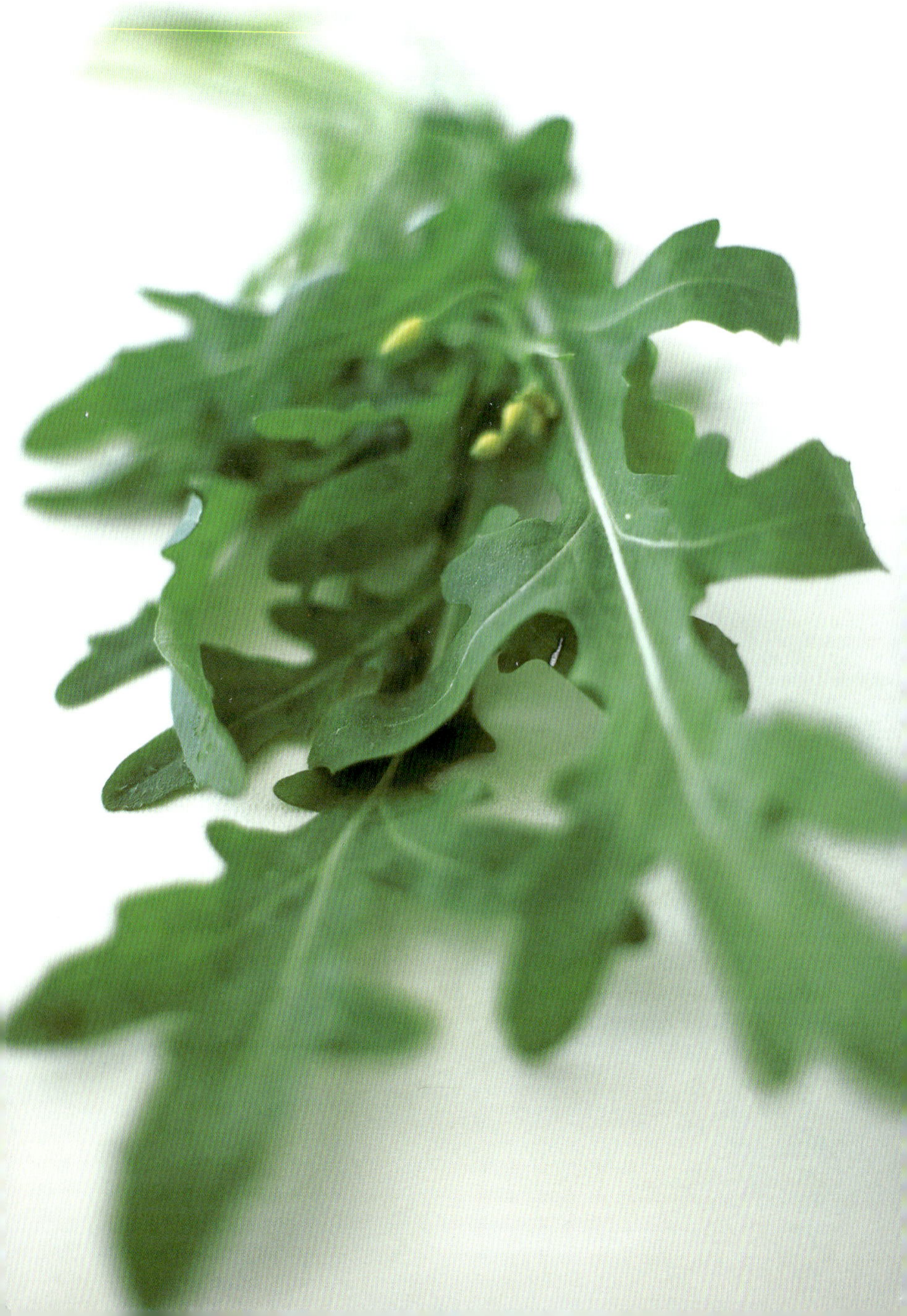

Comida para el corazón

Sophie Braimbridge
Mark V. Braimbridge

Dell Stanford

Fotografía de Deirdre Rooney

Grupo Editorial Tomo, S.A. de C.V.
Nicolás San Juan 1043
03100 México, D.F.

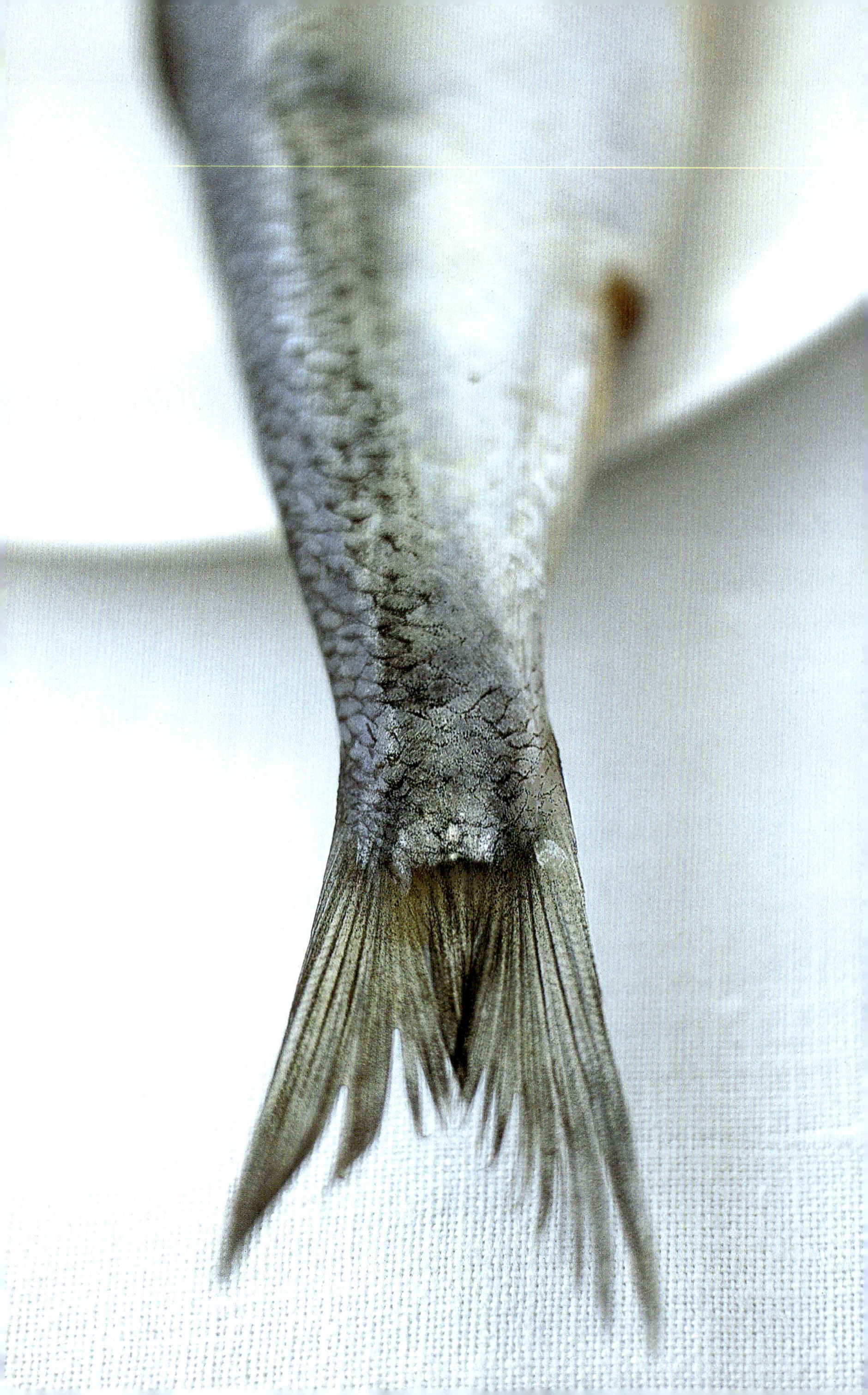

Contenido

Comer para tener un corazón sano

Las autoridades de salud están de acuerdo en que la dieta desempeña un papel muy importante en el desarrollo de las enfermedades. La comida que consumimos tiene un efecto directo sobre la presión sanguínea, los niveles de colesterol y el peso corporal, y aproximadamente el 65% de las enfermedades coronarias se atribuyen sólo a estos factores.

Con tantos consejos, que se oponen entre sí, en cuanto a la dieta y la salud, es fácil confundirse en cuanto a lo que constituye una buena dieta. Este libro te proporciona la información más confiable acerca de qué comer para tener un corazón sano. En las siguientes páginas encontrarás información clara sobre tu cuerpo y los factores que contribuyen a las enfermedades cardiacas. Realizamos un examen detallado de los grupos de alimentos que constituyen una dieta balanceada y sana, con un énfasis sobre los ingredientes que proporcionan protección extra contra las enfermedades coronarias. También hay una sección de recetas saludables para el corazón, las cuales se analizaron nutricionalmente y se desarrollaron para dar el balance adecuado de nutrientes.

Si sigues la guía de estas páginas y haces cambios en tu dieta y estilo de vida, te ayudarás a tener un corazón más sano.

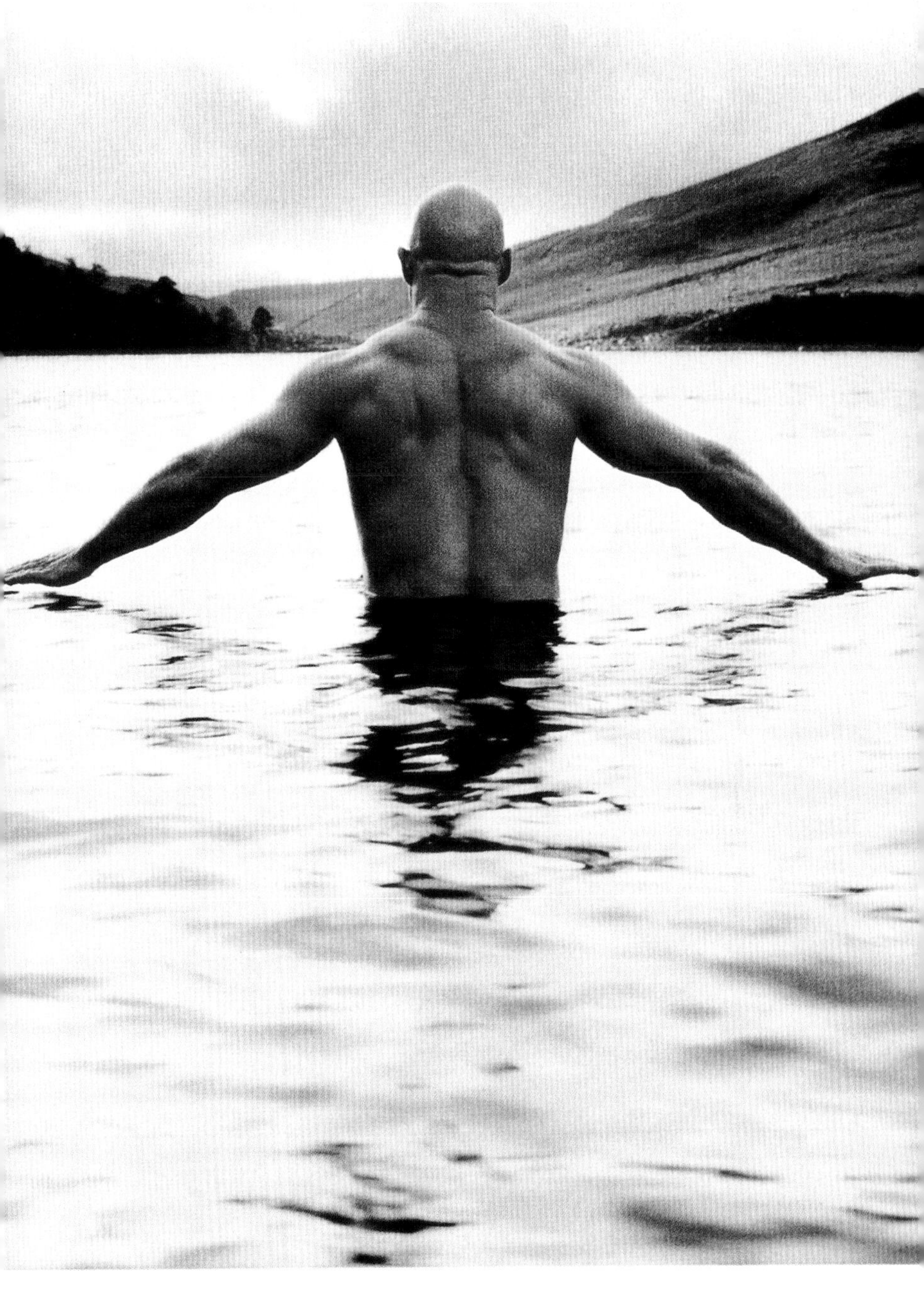

Enfermedades coronarias – el problema

ENFERMEDAD DE LAS ARTERIAS CORONARIAS (EAC)

¿QUÉ ES?

La enfermedad de las arterias coronarias ocurre cuando las arterias que transportan sangre al corazón se obstruyen con sustancias grasas al punto en que se restringe en paso de la sangre. La sustancia grasosa que obstruye las arterias se llama "ateroma" y está constituida por colesterol, grasa y calcio. El ateroma se acumula con el tiempo por medio de un proceso llamado "arteriosclerosis," el cual comienza a edad temprana en muchas personas de países occidentales debido a los malos hábitos alimenticios y al estilo de vida.

ATEROMA

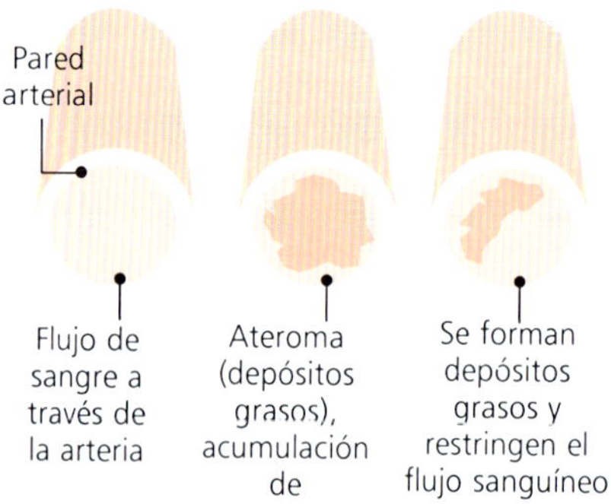

Placas de ateroma formándose en las paredes de las arterias coronarias (reproducido con autorización de la British Heart Foundation)

¿QUÉ PUEDE PASAR?

* **Angina de pecho** – El estrechamiento parcial de las arterias coronarias puede permitir el flujo adecuado en reposo, pero en momentos en que el corazón necesita sangre más rápidamente, por ejemplo durante esfuerzo físico o estrés emocional, evita que la sangre llegue rápido al corazón. Lo anterior se traduce en opresión y dolor en el pecho, llamado "angina." Aunque la angina es dolor en el corazón, no es trombosis coronaria y no hay coágulo o daño cardiaco.

* **Trombosis** – Una placa de grasa ateromatosa en la pared de una arteria coronaria se cubre en un principio de una capa delgada de células (endotelio), la cual evita que esté en contacto con la sangre. A medida que aumenta el tamaño de la placa, disminuye el flujo de sangre de manera que el endotelio puede lesionarse y descubrir el contenido de las placas a los elementos coagulantes de la sangre. Como resultado, un coágulo bloquea la arteria y origina un ataque cardiaco. El término médico para este bloqueo repentino de una arteria del corazón por un coágulo (trombo) es trombosis coronaria.

* **Ataque cardiaco** – Sucede cuando la arteria de repente se bloquea por completo, generalmente a causa de un coágulo, de manera que el área del músculo cardiaco alimentada por dicha arteria es privada de sangre y muere. Lo anterior conduce a un paro cardiaco y daño al corazón, o a la muerte.

¿CUÁLES SON LOS RIESGOS?

A pesar de los rápidos avances científicos en el tratamiento del ataque cardiaco, la mitad de éstos son fatales y el 30% de las personas muere antes de llegar al hospital. Una vez que se presenta la EAC, no es fácil revertirla, sólo por medio de cirugía o cambios en la alimentación, los cuales llevan tiempo. La única cura es la prevención.

Existen ciertos factores que aumentan las probabilidades de que se presente la enfermedad de las arterias coronarias. Algunos se deben a herencia genética y son difíciles de controlar. Debes consultar al doctor si crees que es posible que te afecten esos factores (ver cuadro abajo). Otros factores de riesgo reciben influencia del estilo de vida y por ello son evitables

FACTORES DE RIESGO EVITABLES

Los factores evitables asociados a un mayor riesgo de desarrollar EAC son –i) mala dieta, ii) obesidad, iii) falta de ejercicio, iv) fumar y v) factores sicosociales.

MALA DIETA

Una mala dieta que conduce a padecimientos cardiacos se caracteriza por:

* Consumir demasiadas calorías –comer más energía (calorías) de las que necesitas resulta en exceso de grasa corporal y aumento de peso. El riesgo de desarrollar EAC es particularmente mayor para personas obesas, aunque estar un poco pasado de peso aumenta el riesgo.

* Ingesta alta de grasa, en particular grasa saturada, aumenta el riesgo de aumentar de peso y de desarrollar niveles altos de colesterol en la sangre, y ambos son factores de riesgo de EAC.

* Grandes cantidades de alimentos procesados –son altos en grasa y azúcar, ade-

FACTORES DE RIESGO INEVITABLES PARA LA ENFERMEDAD DE LAS CORONARIAS

* Herencia – Un historial familiar de ataques cardiacos antes de los 55 años en varones y de los 65 en mujeres es un factor de riesgo importante. Hay quienes tienen altos niveles de colesterol desde la juventud debido a factores genéticos y quizá requieran medicamentos para prevenir un ataque a edad temprana.

* Raza – La gente de descendencia surasiática o subafricana del Sahara, es más propensa a desarrollar EAC cuando viven en sociedades industrializadas que los de descendencia caucásica.

* Edad – Los varones corren más riesgo de morir de enfermedad de las coronarias hasta los 65 años de edad, después de la cual el riesgo es similar para ambos sexos. La mortalidad de mujeres por enfermedad coronaria aumenta después de la menopausia.

* Diabetes – La gente que padece diabetes corre el triple del riesgo de desarrollar enfermedad de las coronarias incluso aunque los niveles de glucosa en la sangre estén controlados. Sin embargo, puedes reducir el riesgo de desarrollar diabetes tipo 2 con hábitos alimenticios sanos y ejercicio regularmente.

* Presión sanguínea – Si no está bajo control, la condición de presión alta o "hipertensión" aumenta el riesgo de ataques cardiacos, ataques de apoplejía, insuficiencia cardiaca congestiva e insuficiencia renal, en particular a medida que la persona envejece. La hipertensión no tiene cura pero sí puede controlarse y tratarse, en muchos casos se previene con una dieta sana y ejercicios.

MUERTE POR ENFERMEDAD DE LAS ARTERIAS CORONARIAS
ANTES DE LOS 75 AÑOS: FACTORES DE RIESGO

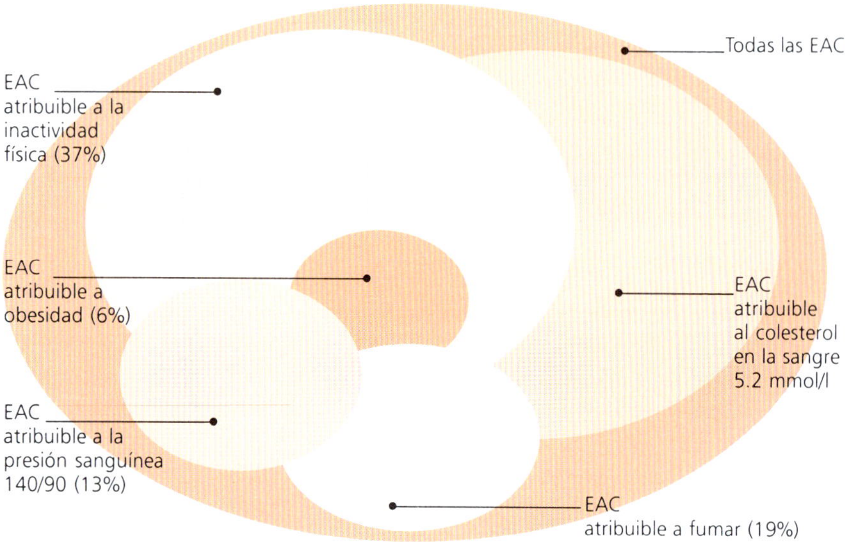

Este diagrama representa un estimado de cuánto contribuye cada factor de riesgo al índice de mortalidad por EAC. Las áreas que se traslapan tuvieron más de un factor de riesgo. Los factores de riesgo en la EAC (reproducido con autorización de la British Heart Foundation).

más de que contienen sal como conservador, lo cual aumenta la presión sanguínea y es dañino para personas con insuficiencia cardiaca.

* Baja ingesta de frutas y verduras – Las frutas y verduras son bajas en grasa, ricas en fibra soluble y fuentes de antioxidantes y fitoquímicos protectores; todos son elementos clave en una dieta sana y tienen propiedades que reducen los riesgos. Los efectos de los diferentes grupos de alimentos sobre la salud de tu corazón y los componentes de una dieta balanceada y buena para el corazón, se presentan en las páginas 14 a 25.

PROBLEMAS DE PESO Y OBESIDAD

El sobrepeso se asocia a la presión sanguínea alta, alto colesterol en la sangre, bajos niveles de actividad física y diabetes, y cada uno está asociado a un mayor riesgo de enfermedad de las arterias coronarias. Además, el exceso de peso corporal implica que el corazón trabaja más arduamente para bombear sangre a todo el cuerpo, lo cual agrava la insuficiencia cardiaca.

La gente tiene diferentes formas y tamaños, de manera que no hay un peso ideal para todas las personas de la misma talla. De hecho, existe un rango de peso saludable para una estatura en particular. El cuadro de la página 13 muestra los rangos de peso sanos y dañinos. Si trazas tus datos en dicho cuadro descubrirás si estás dentro del peso correcto para tu estatura. Debes procurar mantener tu peso dentro del rango adecuado para tu corazón. Mantener tu peso en el límite máximo del rango sano reduce el riesgo de EAC relativo que si tuvieras sobrepeso.

FALTA DE EJERCICIO

La falta de actividad física es un factor que contribuye a más de un tercio de muertes por EAC. Treinta minutos de actividad moderada por lo menos cuatro veces a la semana representa un nivel sano de ejercicio. Infortunadamente, la mayoría de las personas de nuestra sociedad no hace ni dos horas por semana.

Un régimen moderado de ejercicio combinado con una dieta adecuada reduce el riesgo de EAC porque mejora tu salud de las siguientes maneras:

* Mantiene un peso corporal sano.
* Disminuye el colesterol total de la sangre y las lipoproteínas de baja densidad, (colesterol"malo") y eleva los niveles de lipoproteínas de alta densidad ("buenas"). Ver página 14.
* Ayuda a controlar la diabetes y a reducir el riesgo de desarrollar diabetes tipo 2 en la edad adulta.
* Reduce la presión sanguínea
* Ayuda a disminuir los niveles de estrés emocional.
* Evita comer en exceso sin tener actividad física.

COMER PARA BAJAR DE PESO

En pocas palabras, para bajar de peso necesitas gastar más energía (calorías) de la que comes. La manera más efectiva es aumentar el nivel de actividad para aumentar la quema de calorías y, al mismo tiempo, comer una dieta balanceada baja en grasa. Peso por peso, la grasa contiene más del doble de las calorías que las proteínas y los carbohidratos, de manera que consumir una dieta baja en grasas es la mejor manera de recortar las calorías con el beneficio adicional de que ayuda a mantener sano al corazón. Una pequeña reducción en la ingesta calórica diaria de aproximadamente 500 calorías menos que el requerimiento promedio (alrededor de 2000 calorías para las mujeres y 2500 para los varones), es suficiente para bajar de peso de manera regular, aproximadamente 0.45kg (1lb) por semana. Nunca intentes bajar de peso más rápido y comiendo menos calorías. La atención ciega a la ingesta de calorías y a la báscula rara vez se traduce en pérdida de peso a largo plazo e induce paranoia por el peso, lo cual lleva a un ciclo de régimen estricto y comer en exceso. Lo importante es que cambies tus hábitos alimenticios de por vida para que comer el balance adecuado de alimentos sea una costumbre. Las bases de una dieta balanceada se explican con detalle en las páginas 14 a 25.

Otra manera para averiguar si tu peso es saludable es medir tu índice de masa corporal (IMC). IMC=peso(kg)/altura (m)^2. Por ejemplo, una mujer que pesa 72kg y mide 1.63 tiene un IMC de 72/(1.63x1.63)=27. El siguiente criterio se utilizó para definir el IMC:

Menos de 18	Bajo peso
18-20	Peso saludable, pero no bajes más
20-25	Peso saludable
25-30	Sobrepeso
30-40	Obeso
Más de 40	Extremadamente obeso

FUMAR

Además de su asociación con el cáncer, fumar también es "el más importante de los factores de riesgo conocidos de enfermedad de las arterias coronarias" (Surgeon General de Estados Unidos). Alrededor de la quinta parte de las muertes de EAC es causado por fumar, y el riesgo de un ataque cardiaco es el doble para los fumadores que para los no fumadores. Fumar irriga al cuerpo químicos dañinos que consumen antioxidantes benéficos e inhibe el flujo saludable de sangre. Incluso fumar de manera pasiva (inhalar el humo del cigarro de los demás) aumenta el riesgo de EAC. Fumar también empeora los efectos de otros factores de riesgo de EAC, como la presión arterial alta y la diabetes. Las mujeres que toman pastillas anticonceptivas aumentan de manera significativa el riesgo de EAC y de ataque si también fuman. Si padeces de EAC, dejar de fumar tendrá un efecto benéfico que sólo aumenta mientras más tiempo permanezcas sin fumar. Incluso si ya tuviste complicaciones, como insuficiencia cardiaca o un ataque cardiaco, con dejar de fumar reduces a la mitad el riesgo de futuras complicaciones. Ya sea que tengas EAC o estés tratando de mejorar la situación de tu corazón, si fumas estás contrarrestando todos los beneficios derivados de llevar una buena dieta.

ESTRÉS SICOSOCIAL

Ciertos rasgos de personalidad y diferentes factores que representan tensión sicológica en un individuo están asociados a un riesgo mayor de EAC. La gente que padece de estrés por el trabajo, depresión y ansiedad y la llamada personalidad tipo "A" –los adictos al trabajo –corre mayor riesgo. Es más, si sufres de estrés sicosocial eres más propenso a desarrollar un estilo de vida que agrava el problema, como fumar, comer en exceso y la inactividad en general.

RANGO DE PESO IDEAL SEGÚN LA ALTURA

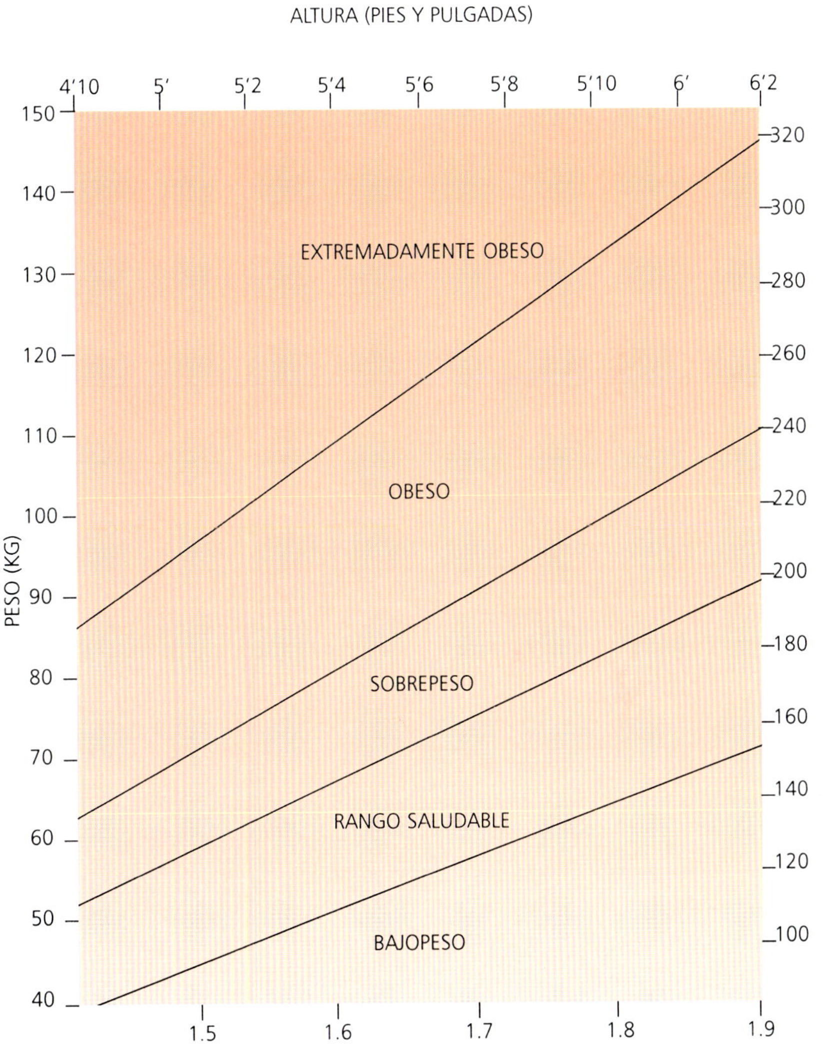

Traza una línea recta de tu altura (sin zapatos) hacia el interior del cuadro y otra desde tu peso. El punto en que ambas líneas se cruzan indica si necesitas bajar de peso (reproducido con autorización de la British Heart Foundation).

Cómo afecta la comida a tu corazón

GRASA

Las grasas son esenciales para una dieta saludable porque proporcionan vitaminas A, D, E y K liposolubles y ácidos grasos esenciales, pero sólo deben consumirse en pequeñas cantidades. Para tener un corazón sano, es necesario que reduzcas la cantidad de grasa de tu dieta para controlar el peso, y porque algunos tipos de grasas aumentan los niveles de colesterol de la sangre. Las grasas contienen más del doble de la cantidad de calorías que los otros grupos principales de alimentos –cada gramo contiene 9 calorías, mientras que las proteínas y los carbohidratos contienen sólo 4 y 3.75 calorías respectivamente– de manera que demasiada grasa en la dieta constituye alimentos con alto contenido calórico, los cuales provocan aumento de peso y un mayor riesgo de enfermedades del corazón. Existen muchos tipos de grasas y algunas son más benéficas para tu corazón que otras, pero todas contienen la misma cantidad de calorías y consumir demasiado de un solo tipo es perjudicial para tu salud.

COLESTEROL

Es un tipo de grasa que se produce en el cuerpo de manera natural. Es necesario para el funcionamiento adecuado de las células y participa en el proceso de transportar grasa a todo el cuerpo. Adquirimos colesterol a partir de alimentos animales como carne, huevo y productos lácteos, menudencias y mariscos, pero la mayoría se fabrica en el hígado a partir de las grasas saturadas. La cantidad de colesterol en los alimentos que comemos tiene un efecto pequeño sobre la cantidad de colesterol en la sangre. Si se consumen grandes cantidades, el cuerpo produce menos, de manera que el efecto total sobre los niveles de colesterol en la sangre es mínimo. Sin embargo, el consumo exagerado de grasas saturadas aumenta la producción de colesterol en el cuerpo, lo cual eleva los niveles de colesterol en la sangre. Lo anterior sucede en personas delgadas o con sobrepeso, y algunas personas son más sensibles por factores genéticos. El colesterol es insoluble en la sangre, de manera que las proteínas hidrosolubles, llamadas lipoproteínas, son usadas en el cuerpo para transportar el colesterol del hígado a las células y viceversa. Existen dos tipos: lipoproteínas de baja densidad ("malas"), que depositan grasa y colesterol en las paredes arteriales, y las lipoproteínas de alta densidad, las cuales hacen lo opuesto, transportan el colesterol al hígado para ser eliminado. Un nivel alto de colesterol en la sangre de más de 5.2mmol/l aumenta el depósito de placas grasas ateromatosas en las paredes arteriales, pero puede tratarse por medio de cambios en la dieta y medicamentos. Es aconsejable que a medida que envejezcas, en especial si tienes otros factores de riesgo de EAC, te sometas a chequeos médicos regulares para monitorear el nivel de colesterol en tu sangre.

TIPOS DE GRASA

Existen tres tipos de grasa en los alimentos: saturada, mono saturada y poli no-saturada. Estas grasas tienen diferentes estructuras químicas y por lo tanto, tienen distintos efectos en los niveles de colesterol en la sangre y en el riesgo de EAC. Los alimentos contienen una mezcla de los tres tipos, pero una está presente en mayores cantidades.

* Las **grasas saturadas** son sólidas a temperatura ambiente y se encuentran en alimentos derivados de fuentes animales, como la grasa de la carne y las aves, manteca de cerdo, huevo y productos lácteos. También se encuentran en los aceites de palmera y de coco, usados por los fabricantes de comida para hacer botanas fritas, frituras y galletas. Una dieta con una alta proporción de grasas saturadas aumenta el nivel de colesterol de baja densidad (LDL) y aumenta el riesgo de EAC.

* Las **grasas poli no-saturadas** son líquidas a temperatura ambiente. Reemplazar las grasas saturadas por las poli no-saturadas, reduce el nivel de colesterol en la sangre y disminuye el nivel de lipoproteínas de baja densidad en el torrente sanguíneo. Sin embargo, también puede reducir las lipoproteínas de alta densidad, lo cual se compensa con ejercicio regular. Existen dos tipos de grasas poli no-saturadas: omega-3 y omega-6. Las grasas omega-6 se encuentran en los granos, nueces, semillas y muchos aceites vege-

MANERAS SENCILLAS DE REDUCIR LA GRASA

* Asa, cuece al vapor, saltea u hornea los alimentos en lugar de freírlos o rostizarlos en grasa y aceites.
* Elige cortes magros de carne. Elimina la grasa de la carne y quita la piel de los pollos y pavos antes de cocinarlos.
* Limita los productos de carne con alto contenido de grasa, como las salchichas, salami, empanadas, hamburguesas y tocino, elige alterativas bajas en grasa.
* Cuídate de la grasa oculta en pastas, tartas, pasteles, galletas, chocolate y dulces, y limita la cantidad que consumes –las frutas y las verduras son botanas más saludables.
* Consume productos lácteos con menos grasa como la leche descremada, quesos y yogurt bajos en grasa.
* Utiliza pastas para untar bajas en grasa en lugar de mantequilla o margarina.
* Reemplaza los aderezos grasosos para ensalada, mayonesas y salsas grasosas con variedades sin grasa o bajas en grasa.
* Reemplaza algo de carne con legumbres y verduras.
* Consume por lo menos dos porciones de pescado a la semana, una de las cuales debe ser con alto contenido de grasas, como salmón, trucha, atún, sardinas, arenque y macarela.
* Botanea con frutas y verduras en lugar de frituras, galletas y dulces.

Recuerda: reemplazar las grasas saturadas con grasas no-saturadas sólo ayuda a reducir los niveles de colesterol si tu dieta es baja en grasa.

tales (de soya, alazor, maíz y girasol). Las grasas omega-3 se encuentran en el aceite de cánola, de soya y de linaza, nueces y aceites de nueces y pescados con alto contenido de grasas (salmón, sardinas, trucha, arenque y atún fresco). Reemplazar las grasas saturadas con grasas poli no-saturadas omega-6 ayuda a reducir el nivel de colesterol LDL en la sangre y los triglicéridos (ver más abajo). Las grasas poli no-saturadas omega-3 también disminuyen los triglicéridos en la sangre, reducen la presión sanguínea y previenen la formación de coágulos al diluir la sangre.

* **Grasas mono no-saturadas** – El colesterol total y las lipoproteínas de baja densidad son disminuidas cuando las grasas saturadas son reemplazadas por las mono no-saturadas (como parte de una dieta baja en grasas) y, a diferencia de las poli no-saturadas, no afectan el nivel de lipoproteínas de alta densidad. Las grasas mono no-saturadas se encuentran en el aceite de oliva, cánola, semilla de colza, nueces y aguacates.

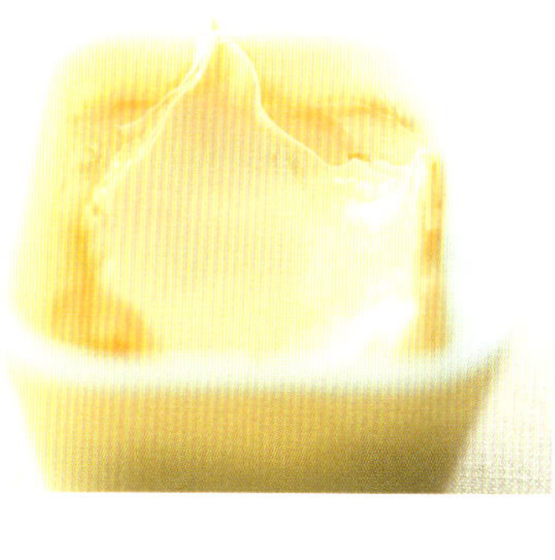

* Los **ácidos grasos trans** se hacen cuando las grasas no-saturadas son hidrogenadas; se les añaden átomos de hidrógeno para formar un producto sólido, por ejemplo en la fabricación de margarinas. Las grasas hidrogenadas y las grasas trans se encuentran en grasas para cocinar, margarinas, comidas preparadas, galletas y pasteles. Ocasionan un aumento en el colesterol total y en el colesterol LDL, y un descenso en el colesterol HDL.
* **Triglicéridos** – Mucha de la grasa almacenada convertida a partir de calorías no utilizadas se encuentra en forma de triglicéridos. Un aumento en el nivel de triglicéridos en la sangre se asocia con un mayor riesgo de problemas coronarios, en especial si va acompañado de un nivel bajo de colesterol-HDL, pero el riesgo del colesterol alto es mayor.

GRASA EN LA DIETA

La mejor manera de bajar tu nivel de colesterol es mantener un peso corporal saludable, y reducir la cantidad total de grasas y grasas saturadas en tu dieta. La mayoría de nosotros necesita:

* **Consumir menos grasa total** – no más del 35% de las calorías debe venir de la grasa. Una mujer promedio con una ingesta diaria de 2000 calorías debe comer no más de 75g de grasa diarios, y un varón con una ingesta diaria promedio de 2500 debe comer menos de 95g de grasa al día.
* **Consume menos grasas saturadas** – hazlo al comer menos grasa y al reemplazar

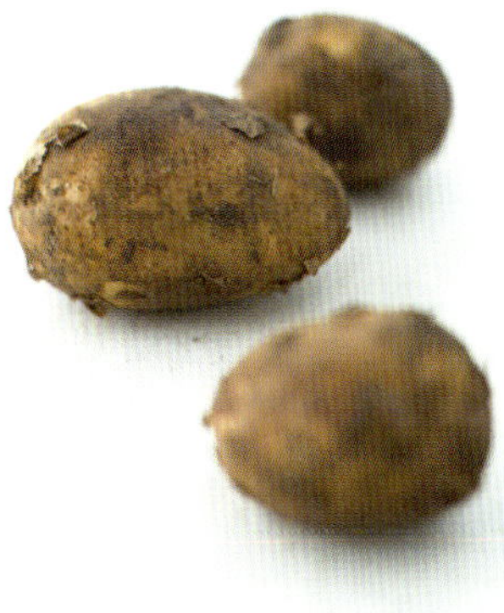

la grasa saturada por no-saturadas, en particular mono no-saturadas. Las mujeres no deben consumir más de 22g de grasas saturadas cada día, y los varones no más de 30g (representa un máximo del 10% de la ingesta calórica).

* **Cuidado con la grasa oculta** – alimentos como la mantequilla y el queso contienen grasa, pero ten cuidado con la grasa oculta en alimentos como galletas, pasteles, pan, postres, aderezos, mayonesa y salsas. Es importante que leas las etiquetas de información nutricional. Ten cuidado de los empaques que dicen "90% sin grasa", pues en realidad significa que contiene 10% de grasa, y eso no es bajo en grasa. Para ser realmente bajo, el producto debe tener 3% de grasa o menos, es decir 3g de grasa por cada 100g.
* **Consume más alimentos ricos en carbohidratos** – para tener buena salud, la mitad del total de lo que consumes debe ser alimentos ricos en carbohidratos de almidón, como pan integral, pasta, arroz, cebada, cereales, legumbres y papas, como manera de reemplazar las calorías que de otra manera obtendrías de la grasa.

ANTIOXIDANTES Y FLAVONOIDES

ANTIOXIDANTES

Las células del cuerpo necesitan quemar las calorías obtenidas de la comida para producir energía. Igual que una fogata, este proceso de quema requiere oxígeno y crea un derivado de "gases" en forma de químicos potencialmente nocivos llamados radicales libres. Estos químicos se forman de manera natural durante los procesos corporales normales, pero su producción puede aumentar a causa de factores externos, como fumar, la contaminación ambiental y el estrés. Los radicales libres son químicos inestables que ocasionan daño a las células y al ADN si permanecen sueltos en el cuerpo, y contribuyen al desarrollo de cáncer y de enfermedades del corazón. Existe evidencia de que las reacciones de los radicales libres aceleran el proceso de la arteriosclerosis en las paredes de los vasos sanguíneos. La defensa natural del cuerpo contra los radicales libres es una variedad de químicos llamados antioxidantes, los cuales son sustancias protectoras poderosas que "eliminan" y neutralizan los efectos de los radicales libres. Algunos nutrientes tienen fuertes propiedades antioxidantes, como las vitaminas C y E, los flavonoides, el beta-caroteno (o pro-vitamina A) y minerales como selenio, sulfuro, manganeso, zinc y cobre.

FLAVONOIDES

Los flavonoides son un grupo de químicos presentes en las plantas (fitoquímicos). Se cree que la poderosa acción antioxidante de los flavonoides reduce el riesgo de enfermedades cardiacas al ayudar a prevenir la arteriosclerosis. También inhiben la formación de coágulos sanguíneos al reducir la pegajosidad de las plaquetas, las cuales son pequeños componentes de la sangre que inician el proceso de coagulación al adherirse entre sí. Se han identificado más de 4000 flavonoides y abundan en la mayoría de las frutas y las verduras, en especial los cítricos, chabacanos, uvas, grosellas, pimientos verdes, brócoli, cebollas y jitomates, también en vinos (especialmente tintos) y en el té negro y verde. Consumir por lo menos cinco porciones diarias de fruta y verduras te ayudará a consumir muchos flavonoides. Come frutas y verduras de diferentes colores para obtener distintos flavonoides.

VITAMINAS

Las vitaminas son esenciales para muchas de las reacciones químicas del cuerpo. La mayoría no es producida en el cuerpo y es necesario incluirlas en la dieta. Las excepciones son la vitamina D, que es producida en respuesta a la luz del sol, y la vitamina K, producida por bacterias intestinales.

VITAMINA C

Se encuentra en el brócoli, pimientos verdes y rojos, papas, espinacas, jitomates, moras y cítricos. Es un antioxidante poderoso y aumenta la excreción del colesterol.

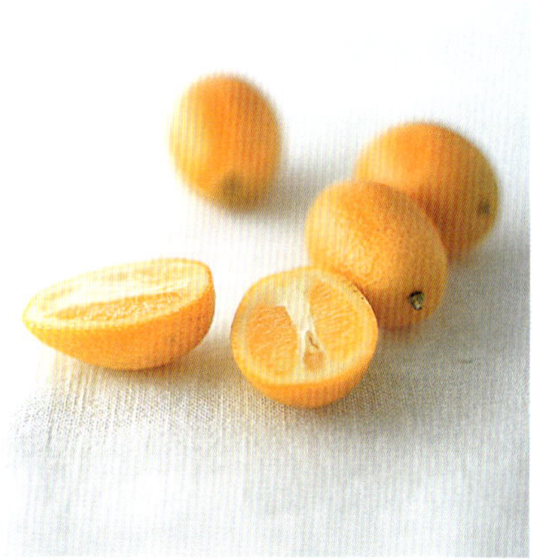

VITAMINA E

Es otro nutriente antioxidante poderoso que ayuda a proteger contra enfermedades cardiovasculares al reducir los efectos nocivos de las lipoproteínas de baja densidad (LDL), y al prevenir la formación de coágulos sanguíneos por medio de la reducción de la pegajosidad de las plaquetas. También protege al reducir los procesos inflamatorios relacionados a enfermedades cardiacas. La vitamina E se encuentra en el germen de trigo, aceites vegetales, nueces, semillas, verduras de hoja verde y granos enteros.

BETA-CAROTENO

El beta-caroteno, un nutriente convertido en vitamina A en el cuerpo, es otro nutriente antioxidante poderoso. Se encuentra abundante en muchas frutas y verduras, en especial las de hoja verde y en frutas y verduras de color rojo y anaranjado, como chabacanos, mangos, zanahorias, jitomates, camotes y pimientos.

COMPLEJO DE VITAMINAS B

Se ha sugerido que la niacina, del complejo de vitaminas B, en forma de ácido nicotínico, puede reducir el colesterol y triglicéridos LDL y aumentar los niveles de HDL (colesterol "bueno"). Sin embargo, no se ha comprobado clínicamente y los complementos pueden tener efectos secundarios como sofocos, comezón y desmayos, de manera que sólo deben tomarse bajo supervisión médica. Se cree que la falta de folato aumenta los niveles de homocisteína en la sangre, un químico producido durante el metabolismo del aminoácido metionina. Los niveles excesivamente altos de homocisteína pueden dañar el recubrimiento de las arterias, y promover la formación de plaquetas grasas en las paredes arteriales. La niacina está presente en la carne, pescado, aves, nueces y cereales fortificados. El folato se encuentra principalmente en verduras de hoja verde, legumbres, frutas, nueces y semillas.

SAL

La composición química de la sal de mesa es cloruro de sodio (40% de sodio y 60% de cloruro). Alrededor del 30% de la población es sensible al sodio, para estas personas consumir una dieta con demasiado sodio puede ocasionar hipertensión (presión sanguínea alta). El consumo regular de más de 4g (una cucharadita copeteada) de sal al día contribuye a la hipertensión en adultos propensos, el consumo promedio de sal es del triple. Debido a que no es fácil saber si eres sensible al sodio, es mejor restringir la ingesta diaria de sal, por precaución. Lo anterior es esencial si te diagnosticaron insuficiencia cardiaca o presión arterial alta.

¿DEBO TOMAR COMPLEMENTOS VITAMÍNICOS?

Una dieta balanceada de diferentes alimentos proporciona todas las vitaminas que el cuerpo necesita y ofrece muchos beneficios de salud. Los alimentos integrales son un paquete complejo de nutrientes y otros factores benéficos que no se encuentran en los complementos. Por ejemplo, una naranja contiene vitamina C con caroteno, folato, calcio, fibra y posiblemente otros componentes bioactivos –no obtendrás todos estos elementos en un complemento. Mientras que algunas personas obtienen todas las vitaminas y minerales necesarios a partir de una dieta sana, otras pueden beneficiarse de ciertos complementos, como las mujeres embarazadas, los ancianos, los jóvenes, los infantes y gente con dietas restrictivas (como los vegetarianos estrictos). Si estás sano y quieres tomar complementos, elige uno multivitaminas/minerales que proporcione las cantidades diarias recomendadas o menos. No es bueno tomar altas dosis de complementos de vitaminas y minerales. Consulta a tu doctor antes de tomar complementos.

SAL EN LA DIETA

No hay necesidad de agregar sal a la comida porque está presente de manera natural en los alimentos frescos. La mayor parte de la sal que consumimos proviene de los aditivos de sal en la comida procesada. Se crea un gusto por la sal y es fácil que vuelvas a aprender a apreciar el sabor natural de los alimentos sin el dominante sabor de la sal.

* En forma gradual añade menos sal a tus platillos hasta que ya no uses.
* Poco a poco reduce la cantidad de sal que usas al cocinar.
* Evita los alimentos muy salados como el tocino, las carnes y quesos procesados, sopas secas, salsas, frituras y botanas saladas.
* Cocina con ingredientes frescos y evita los productos ya preparados ricos en sal.
* Si vas a usar alimentos enlatados como elotes, frijoles y atún, elige los enlatados en agua y no en salmuera.
* Revisa el contenido de sal en las etiquetas. Aunque por lo general dan valores de sodio (o "Na") más que de sal, saca el contenido de sal de la siguiente manera: multiplica el valor del sodio por 2.5. Una manera de medir la salinidad de un alimento, es compararlo con el nivel de sal en agua de mar: 1g de sodio por cada 100g. Algunos cereales contienen 1.1g de sodio por cada 100g, lo que significa que son más salados que dulces.

OTROS MINERALES

POTASIO

Es necesario para mantener un balance adecuado de líquidos en el cuerpo, y para que el corazón y los nervios funcionen de manera adecuada.

El potasio se encuentra presente en muchos alimentos, de manera que la deficiencia es poco probable en la gente sana. La sal de potasio no debe ser usada como sustituto de la sal de mesa para re-

INSUFICIENCIA CARDIACA Y LA SAL

La insuficiencia cardiaca ocurre cuando el corazón no bombea suficiente sangre para satisfacer las necesidades del cuerpo –no significa que el corazón deje de trabajar. La condición se crea por fuga o estrechamiento de las válvulas del corazón debido al daño al músculo cardiaco, por ejemplo por estrechamiento de las arterias coronarias, por enfermedades que causan reducción en el poder del músculo cardiaco, o por presión sanguínea alta, lo cual aumenta la resistencia al flujo de sangre en las arterias. El consecuente bajo flujo de sangre a los riñones significa que menos sodio pasa en la orina, lo que a su vez ocasiona retensión de líquidos en el cuerpo y provoca falta de aliento, la necesidad de dormir boca arriba y tobillos hinchados. Personas con insuficiencia cardiaca o presión sanguínea alta deben bajar el consumo de sal en la dieta. Los medicamentos diuréticos modernos ayudan a eliminar el exceso de sodio y agua del cuerpo, reducir la ingesta diaria de sal ayuda a prevenir la necesidad de tomar medicamentos o por lo menos a disminuir la cantidad que necesitas.

ducir la ingesta de sodio (antes era una recomendación popular), puesto que ocasiona efectos secundarios peligrosos. La manera más sana de controlar la presión sanguínea al aumentar el potasio de la dieta y disminuir la ingesta de sodio, es evitar la sal de mesa y comer muchas frutas y verduras frescas.

CALCIO

Está presente en diferentes alimentos, en especial en la leche y productos lácteos. La leche descremada y semidescremada contienen la misma cantidad de calcio que la leche entera. Existe evidencia de que la baja ingesta de calcio está relacionada a la presión sanguínea alta (hipertensión).

MAGNESIO

Es necesario en el movimiento de potasio y calcio dentro y fuera de las células, parte integral de la contracción muscular cardiaca. La deficiencia crónica de magnesio provoca hipertensión y ritmo cardiaco anormal. El magnesio está presente en los granos integrales, la fruta, verduras verdes como espinacas, arroz integral, nueces, semillas, frijoles de soya, papas y salvado.

FIBRA

Es la parte no digerible de los alimentos vegetales y ofrece muchos beneficios de salud. La ingesta promedio de fibra es alrededor de 12g, aunque se recomienda que los adultos consuman 18g diarios de fibra para tener buena salud. Existen dos tipos de fibra: hidrosoluble y liposoluble. Muchos alimentos contienen una mezcla de ambos, pero algunos contienen mayores cantidades de fibra de un tipo o de otro.

* La **fibra soluble** se encuentra en frutas, avena, legumbres (chícharos, frijoles y lentejas) y verduras. Existen pruebas de que la fibra soluble ayuda a bajar los niveles de colesterol, en particular el perjudicial colesterol LDL. La fibra soluble forma un gel en el intestino que ocasiona la eliminación de ácidos biliares en el hígado antes de que sean absorbidos. En respuesta, el hígado utiliza el colesterol para formar ácidos biliares y así disminuye la cantidad de colesterol en la sangre. Se estima que al tiempo, una porción de avena o salvado de avena reduce los niveles de colesterol en la sangre hasta un 3%.
* La **fibra insoluble** proviene principalmente de cereales y sus productos, en especial de las variedades de granos enteros y algunas frutas, verduras y nueces. No se disuelve en líquido, pasa por el tracto digestivo sin alterarse y así añade volumen a la dieta, satisface el apetito sin calorías excesivas.

Muchas personas necesitan aumentar su consumo de fibra, aunque las ingestas demasiado altas (más de 32g al día) interfieren con la absorción de nutrientes y deben ser evitadas. Asegúrate de aumentar gradualmente el consumo de fibra y bebe mucha agua o puedes padecer molestias estomacales, estreñimiento o diarrea.

AZÚCAR

El azúcar y el almidón son carbohidratos. Existen diferentes tipos de azúcar en la fruta, verduras, miel y leche. El azúcar

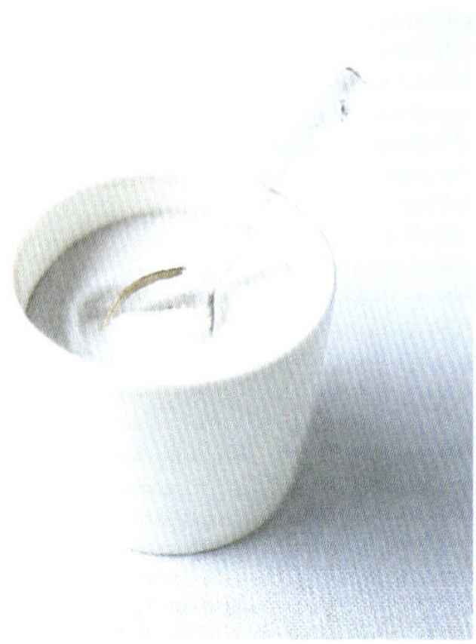

contenida dentro de la estructura celular de los alimentos (como en la fruta) tiende a ser absorbida con más lentitud que el azúcar añadida. El azúcar "añadida" o "refinada" se refiere a azúcares que se incorporan a los alimentos durante el procesamiento o antes de comerse, como el azúcar de mesa y el que se añade en las recetas, dulces, bebidas, jugos de frutas, miel y jamón. A veces se dice que el azúcar de mesa sustituye las "calorías vacías" porque proporciona energía (calorías) y ningún otro nutriente. Consumir demasiada azúcar de mesa o alimentos endulzados, reduce el balance nutricional de tu dieta, es mejor consumir frutas y verduras frescas y otros alimentos sanos.

No existe relación directa entre la ingesta de azúcar y la insuficiencia cardiaca o diabetes, aunque las ingestas altas de alimentos con almidón aumentan los niveles de triglicéridos de la sangre. No obstante, muchos alimentos con alto contenido de azúcar también son ricos en grasa y consumirlos contribuye al aumento de peso. De manera que si necesitas bajar de peso, te conviene reducir el consumo de azúcar añadida.

* Usa sustitutos de azúcar en las bebidas calientes, o no uses.
* Usa fruta fresca o seca, como plátano, pasas, chabacano y dátil para endulzar cereales sin azúcar.
* Elige postres a base de fruta como manzanas horneadas, plátanos asados o ensalada de fruta fresca.
* Botanea con frutas y verduras y no con dulces y chocolates.
* Lee las etiquetas de la comida procesada para ver el contenido de azúcar oculto bajo "carbohidratos totales."

AJO

Se cree que previene enfermedades cardiovasculares puesto que contiene alicina, la cual afecta la coagulación sanguínea y ayuda a disminuir los niveles de lipoproteínas de baja densidad y la presión sanguínea. No se ha demostrado que consumir grandes cantidades de ajo tenga efectos adversos –excepto en el aliento. Sin embargo, no hay evidencia científica convincente que lo apoye. El ajo proporciona nutrientes y añade sabor a la comida sin necesidad de agregarle sal o grasa.

CAFÉ Y TÉ

CAFÉ

Para una persona promedio es seguro beber hasta 6 tazas al día, aunque el café cargado sin filtrar aumenta los niveles de colesterol. Se han disipado dudas en cuanto a los efectos de la cafeína sobre el corazón.

TÉ

Contiene muchos flavonoides, los cuales son antioxidantes poderosos y ayudan a reducir el riesgo de coágulos en las arterias que ocasionen un ataque cardiaco. No hay límite conocido en cuanto a la cantidad de té que debe tomarse al día.

ALCOHOL

Se ha dicho que el consumo moderado de alcohol es bueno para el corazón aunque algunos estudios no muestran efectos benéficos y, de hecho, el consumo de alcohol tiende a elevar la tensión sanguínea y puede interferir con los medicamentos. Sin embargo, estudios recientes muestran que beber dos copas de vino tinto al día ayuda a reducir el colesterol gracias al alto nivel de flavonoides (antioxidantes). El mejor consejo es llevar una ingesta moderada y cuando ingieras alcohol que sea vino tinto. Un consumo moderado se define como no más de 2 a 4 medidas estándar para varones, y de 1 a 2 medidas para mujeres, con algunos días sin alcohol.

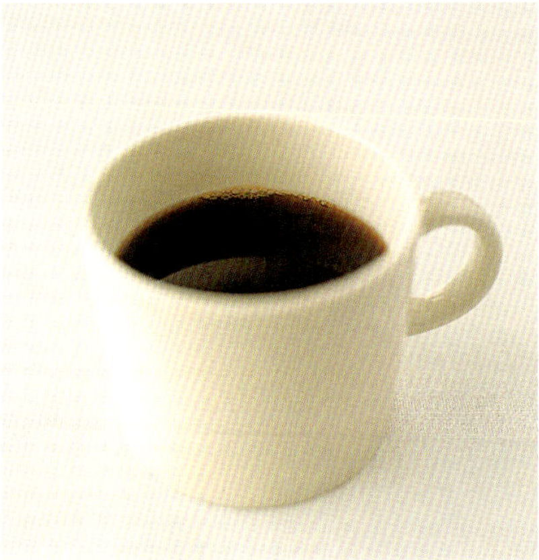

El alcohol, igual que el azúcar añadida, es una fuente de calorías vacías, por lo tanto, el consumo excesivo de alcohol contribuye a la obesidad junto con los riesgos de EAC que implica. Reducir la cantidad de alcohol que consumes debe ser un punto clave a considerar si quieres controlar tu peso o presión sanguínea. Beber en exceso, en particular emborracharse, produce presión arterial alta y un ataque. El consumo exagerado y excesivo de alcohol, como en el alcoholismo, daña directamente el músculo cardiaco al ocasionar que se dilate y así contribuye a la insuficiencia cardiaca.

Una dieta sana para el corazón

Con tanta información que se contradice en cuanto a la dieta y la salud, a veces es difícil saber con exactitud lo que implica una dieta sana. La información contenida en este libro se basa en las últimas recomendaciones profesionales diseñadas para ayudarte a cambiar, para bien, la manera en que comes. No tiene caso que comiences una "dieta" muy estricta cada lunes para volver a los malos hábitos para el miércoles y comas todos los alimentos que te prohibiste. La clave para cambiar exitosamente la manera en que comes a largo plazo, es darte cuenta que elegir alimentos para una dieta sana no significa renunciar a tus alimentos favoritos. No tienes que negarte ciertas comidas, sino sólo reconocer que algunas se necesitan en mayores proporciones que otras y que algunos alimentos no deben consumirse muy a menudo en grandes cantidades. No existe un alimento que no sea sano, sólo dietas que no son sanas.

Los puntos principales a recordar como guía general para una dieta sana son:

* Disfruta de la comida.
* Consume un surtido de alimentos diferentes
* Ingiere la cantidad adecuada de calorías para que permanezcas en un peso saludable de acuerdo con tu altura (ver página 13).
* Consume muchos alimentos ricos en carbohidratos de almidón y fibra.
* Come muchas frutas y verduras –5 porciones al día.
* No consumas alimentos que contengan mucha grasa.
* No comas muy a menudo alimentos o bebidas saladas o azucaradas.
* Si bebes alcohol, toma con moderación y no te excedas.

PAN, CEREALES Y PAPAS

Consume muchos de éstos. Por lo menos el 50% de las calorías que consumimos debe provenir los almidones incluidos en este grupo. Son voluminosos, bajos en grasa y ricos en fibra, te dejan satisfecho sin darte demasiadas calorías. Además de pan y papas, este grupo incluye cereales, avena, cebada, arroz, pasta, fideos, plátanos, frijoles y lentejas. Estos alimentos proporcionan carbohidratos de almidón, calcio, hierro y vitaminas B. Haz de estos alimentos el componente principal de tu comida.

FRUTAS Y VERDURAS

Consume muchas frutas y verduras. Come 5 porciones al día, por lo menos –un vaso de jugo de frutas cuenta como 1 porción por día. Elige de una amplia variedad de frutas y verduras frescas o enlatadas. Contrario a la creencia popular, las frutas y verduras congeladas son tan nutritivas como las frescas (si no es que más) porque se congelan después de ser cosechadas, lo que reduce la pérdida de nutrientes. Estos alimentos tienen vitaminas antioxidantes, en especial vitamina C y beta-caroteno (pro-vitamina A), folato, fibra y carbohidratos. Es más, son bajas en grasa y calorías.

LECHE Y PRODUCTOS LÁCTEOS

Consume cantidades moderadas de estos productos. Elige alternativos bajos en gra-

¿QUÉ ES UNA PORCIÓN?

Una porción de frutas o verduras comprende:
* 1 pieza de una fruta de tamaño promedio, como manzana, naranja, pera, plátano
* 2 piezas de fruta pequeña, como ciruela, mandarina, kiwi
* 1 rebanada grande de melón o piña
* 3 cucharadas de compota de frutas
* 1 vaso de jugo de frutas
* 2 cucharadas para servir de chícharos, elotes
* 3 cucharadas para servir de verduras verdes o tubérculos
* 1 bowl de ensalada
Recuerda: las legumbres también cuentan como verduras.

sa. Este grupo incluye leche, queso, yogurt y fromage frais, y no incluye mantequilla, huevo y crema. La leche y los lácteos proporcionan calcio, proteínas y vitaminas B2, B12, A y D.

CARNE, PESCADO Y HUEVOS

Consume cantidades moderadas de carne magra y evita los productos grasosos. Come por lo menos dos porciones de pescado a la semana, una de las porciones debe ser de pescado rico en grasa. Este grupo también comprende huevos, nueces, proteínas de textura vegetal, tofu, frijoles y lentejas, los cuales dan hierro, proteínas, vitaminas B, zinc y magnesio. Reemplaza las proteínas animales por las vegetales al hacer de las legumbres la base de dos comidas a la semana.

ALIMENTOS GRASOS Y/O AZUCARADOS

Consume estos alimentos con moderación. Elige los alternativos bajos en grasa. En este grupo se encuentran la mantequilla, otras pastas para untar, aceites, aderezos y antojos como galletas, pasteles, chocolate, helados, dulces, frituras y bebidas endulzadas.

LA DIETA MEDITERRÁNEA

La dieta tradicional del área del Mediterráneo, como Grecia, el sur de Francia y el sur de Italia, se reconoce por ser más sana que las dietas occidentales, puesto que la incidencia de enfermedades cardiacas en esos países es menor a pesar de los altos niveles de grasa de la dieta. En el occidente, la dieta típica consiste en grasas saturadas y poli no-saturadas consumidas en la carne roja, mantequilla y botanas, mientras que la dieta mediterránea es a base de grasas mono no-saturadas, en particular omega-3, grasas en aceite de oliva y pescado. También utiliza más nueces, legumbres, verduras verdes y pan de grano integral. Las dietas mediterráneas también favorecen el consumo de proteínas de plantas más que las proteínas animales y su alta concentración de grasas saturadas. En el norte de Europa sucede lo contrario. En las pruebas, el cambio a una dieta cretense, que utiliza aceite de oliva como la fuente principal de grasa e incluye más legumbres (chícharos, frijoles, lentejas), produjo una reducción del 70% en la tasa de mortandad en cinco años comparada con la dieta occidental. La dieta también es rica en antioxidantes, fibra y diferentes frutas y verduras.

Grasas y aceites

La grasa proporciona ácidos grasos esenciales y vitaminas A, D, E y K liposolubles, pero la mayoría consumimos demasiada y eso aumenta la ingesta de calorías y aumenta el nivel de colesterol en la sangre.

* Los **aceites vegetales** están compuestos de nueces, semillas y legumbres, contienen grasas poli y mono no-saturadas. Consumir una dieta baja en grasas con más grasas poli no-saturadas que saturadas ayuda a disminuir el colesterol "malo" LDL, aunque también disminuye el nivel de colesterol "bueno" HDL. Reemplazar las grasas saturadas por mono no-saturadas también ayuda a disminuir el colesterol LDL y no el HDL, razón por la cual los aceites ricos en grasas mono no-saturadas son considerados "saludables." El aceite de oliva es rico en grasas mono no-saturadas, igual que el aceite de cánola, que contiene grasas esenciales omega-3. No obstante, contienen la misma grasa total que, por ejemplo, la manteca de cerdo y deben ser restringidas en una dieta baja en grasas. Los aceites vegetales mezclados son bajos en grasas saturadas. La mayoría de los aceites vegetales, en particular los de girasol y de germen de trigo, contienen vitamina E, que es un antioxidante poderoso.

* **Aceites especializados** – existe una variedad de aceites especializados como el aceite de nuez, de avellana, de ajonjolí y de almendra. Son buena fuente de ácidos grasos esenciales y son bajos en grasas saturadas. De sabor fuerte, se usan para añadir sabor y son buen aderezo para ensaladas. El aceite de nuez contiene muchas grasas omega-3.

* Las **margarinas**, a menos que estén etiquetadas como bajas en grasa, contienen la misma cantidad total de grasa que la mantequilla, pero con distintas proporciones de grasas saturadas y no-saturadas. Casi todas las margarinas suaves son ricas en mono o poli no-saturadas, pero de todas maneras verifica las etiquetas de información nutricional. "Aceites/grasas hidrogenados" en la lista de ingredientes indica que contiene grasas trans, las cuales actúan como grasa saturada y aumenta los niveles de colesterol LDL. Algunas margarinas nuevas contienen esteroles vegetales, lo cual ayuda a disminuir altos niveles de colesterol LDL en la sangre.

* **Mantequilla y manteca de cerdo** – La mantequilla es una grasa hecha a partir de crema batida, y la manteca es una grasa animal obtenida de los cerdos. Son sólidas a temperatura ambiente y contienen una proporción alta de grasas saturadas y grandes concentraciones de ácidos grasos trans, ambos aumentan los niveles de colesterol.

GRASAS ESENCIALES

* Algunas poli no-saturadas no son creadas en el cuerpo y por ello reciben el nombre de grasas esenciales. Incluyen las grasas omega-6 derivadas del ácido linoléico y encontradas en aceites vegetales como el de oliva, girasol, frijol de soya y cacahuate, y grasas omega-3 derivadas del ácido linoléico encontrado en pescados ricos en grasa y aceites vegetales como aceite de colza, linaza, cánola y nuez (ver "Pescado" en las páginas 28-29). Las dietas occidentales contienen demasiadas grasas omega-6 y muy pocas omega-3.

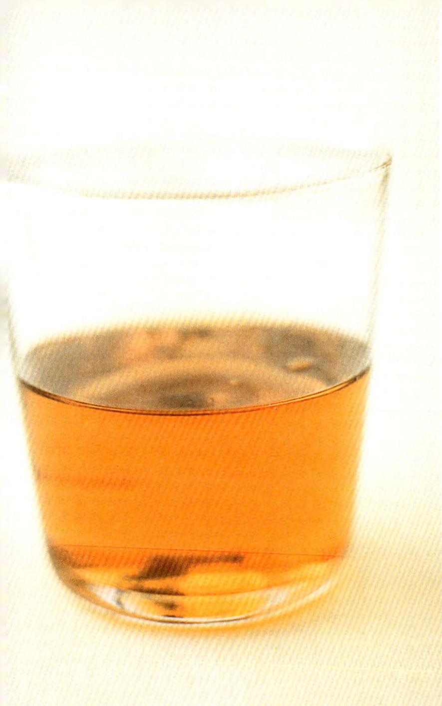

aceite de nuez

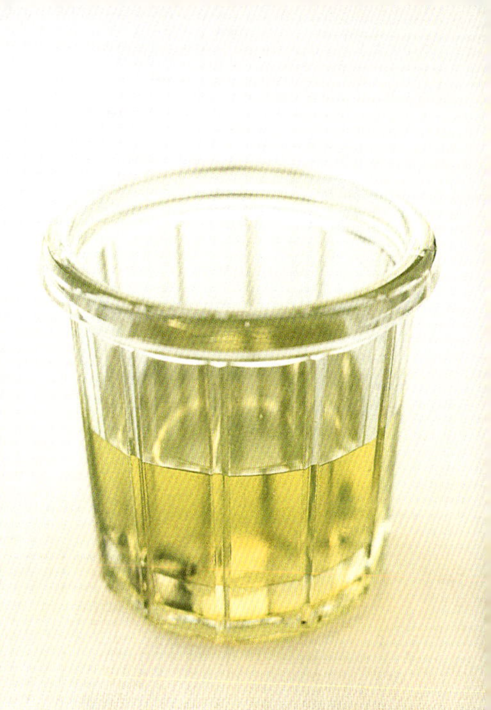

aceite de semilla de uva

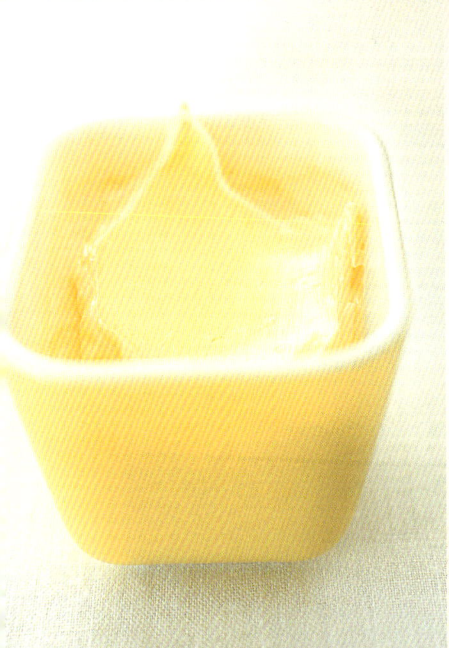

pasta para untar poli no-saturada

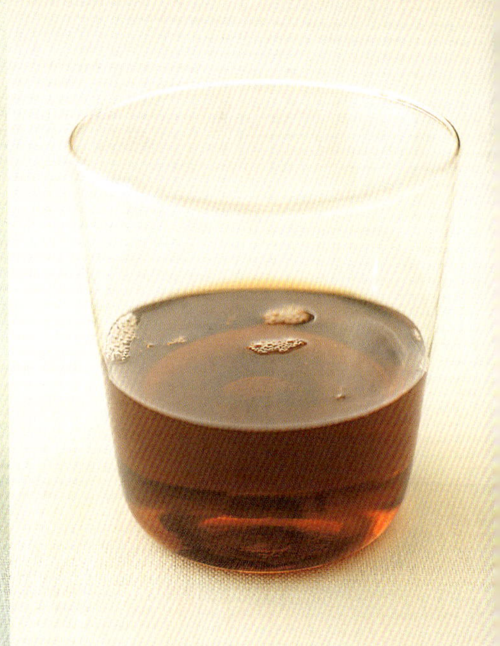

aceite de ajonjolí

Pescado

El pescado es una excelente fuente baja en grasa de proteínas y contribuye a la ingesta de vitaminas D, B12, selenio, floruro y yoduro, y ayuda activamente en la protección del corazón

Para una buena salud consume por lo menos dos porciones de pescado a la semana, una debe ser de pescado rico en grasas. Evita el pescado frito, en especial en mucho aceite o rebozado

* El **pescado magro** incluye el bacalao, abadejo, halibut, guachinango, pez palo y platija, y pescados cartilaginosos como el rape, tiburón y raya. Estos pescados contienen menos del 5% de grasa y en el caso del bacalao y el abadejo, menos del 1%, lo cual los hace una excelente opción si llevas una dieta baja en grasa.
* **Pescado con alto contenido de grasa** – como trucha, salmón, atún fresco, sardinas europeas, sardinas, arenque, macarela y salmón curado, contienen un mayor porcentaje de grasa (entre el 5 y el 30%). Por ejemplo, el salmón contiene 12% de grasa. Lejos de ser una "mala" opción, los ácidos grasos omega-3 que contienen ayudan a la protección contra enfermedades cardiacas. También contienen más de las vitaminas liposolubles A y D que el pescado magro.
* Los **mariscos** se dividen en moluscos y crustáceos. Entre los moluscos están los berberechos, almejas, mejillones, abulón, ostiones, vieiras, caracol de mar y bígaros. Son bajos en grasa y ricos en proteínas, vitaminas B y minerales, los ostiones son una excelente fuente de zinc. Entre los crustáceos están los cangrejos, cangrejos de río, langostas, langostinos y camarones. Igual que los moluscos son ricos en proteínas y bajos en grasa aunque son relativamente altos en colesterol, de manera que si tienes altos niveles de colesterol en la sangre consume cantidades moderadas. No hay necesidad de evitarlos por completo porque el colesterol que consumimos tiene poco efecto sobre el colesterol de la sangre.
* El **pescado enlatado** es una buena opción, pero elige los enlatados en agua más que en aceite. Algunos ácidos grasos omega-3 son eliminados en el procesamiento y por eso es que el atún enlatado, por ejemplo, no se clasifica como rico en grasa. Las sardinas europeas, la macarela y las sardinas no se afectan de la misma manera y son fuentes ricas en ácidos grasos omega-3.

ÁCIDOS GRASOS OMEGA-3

* Los pescados ricos en grasa contienen ácidos grasos omega-3 –un tipo de grasa poli no-saturada. Aunque su consumo casi no afecta los niveles de colesterol en la sangre, al parecer reducen la tendencia de ésta a coagularse, lo cual ayuda a reducir el riesgo de un paro cardiaco. La gente que padece depresión, esquizofrenia y Alzheimer, tiene niveles menores a los normales de ácidos grasos omega-3 en sus membranas celulares. Algunos investigadores creen que si no consumes suficientes ácidos grasos omega-3 se afecta la función cerebral. De manera que el pescado puede ser como alimento para el cerebro.

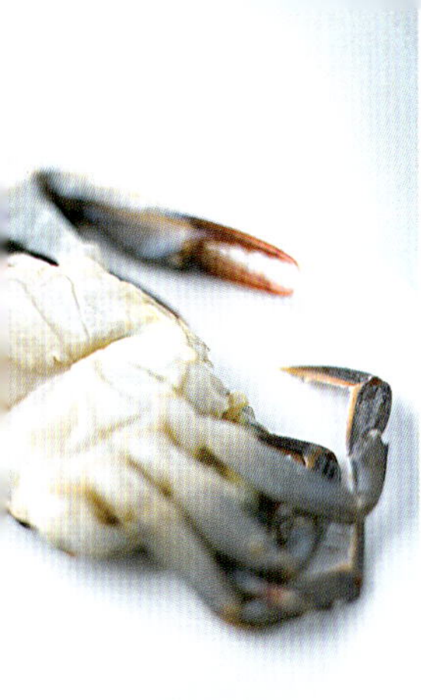

angrejo de concha suave

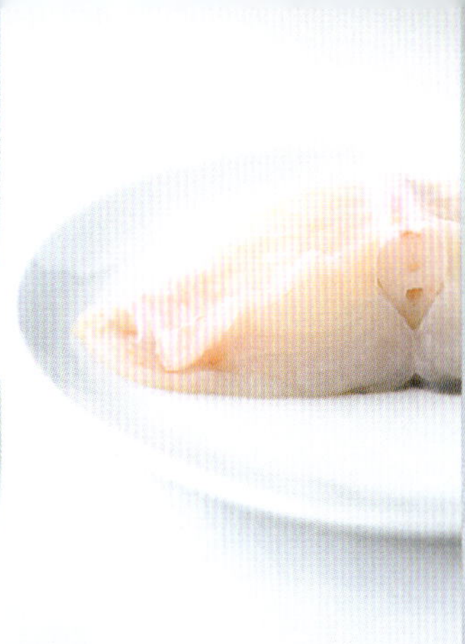

rape

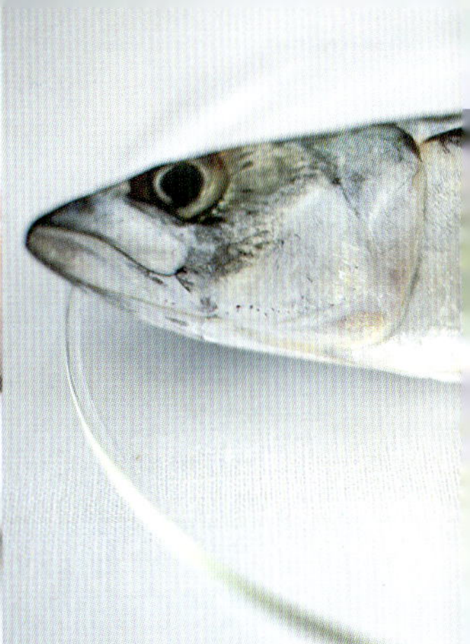

macarela

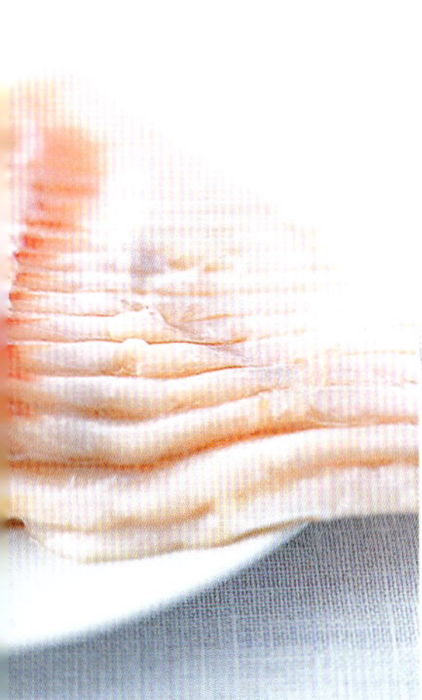

raya

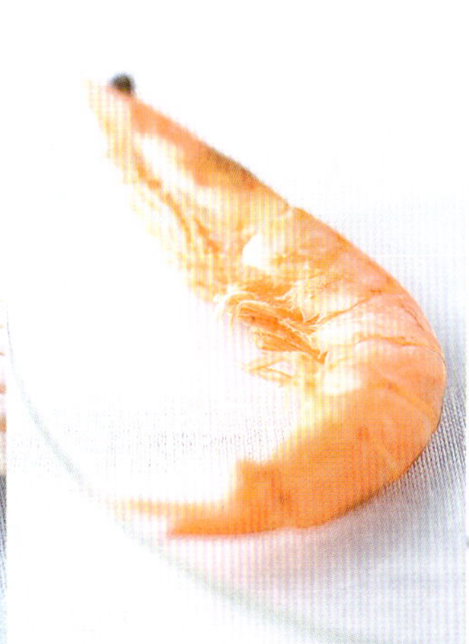

camarón gigante

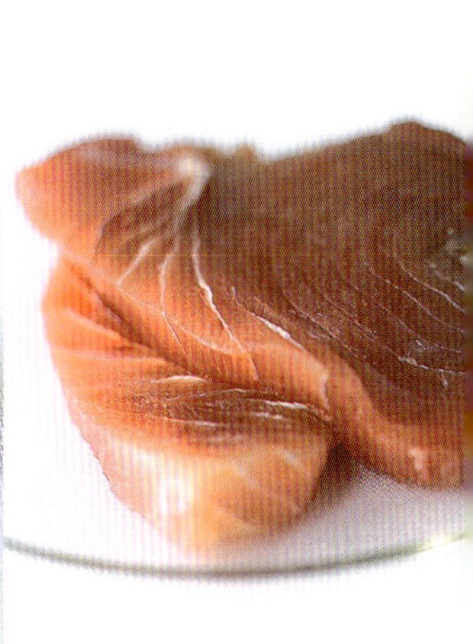

atún

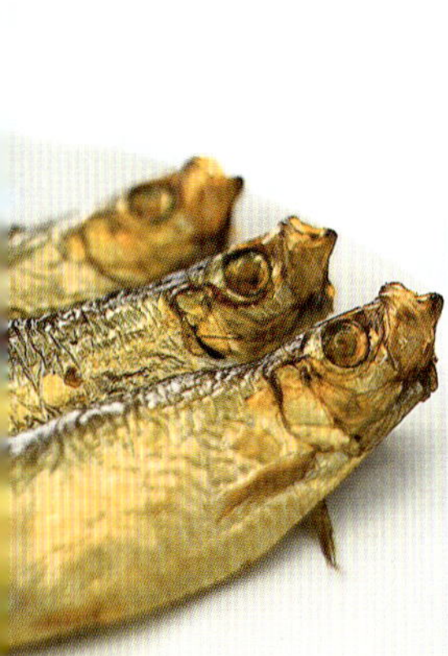

sardinas ahumadas

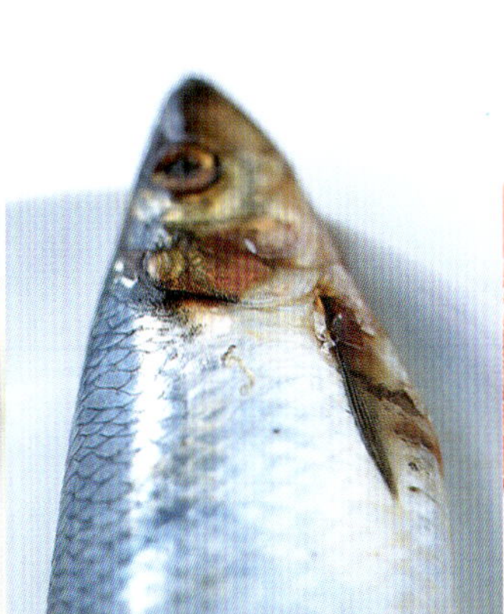

arenque

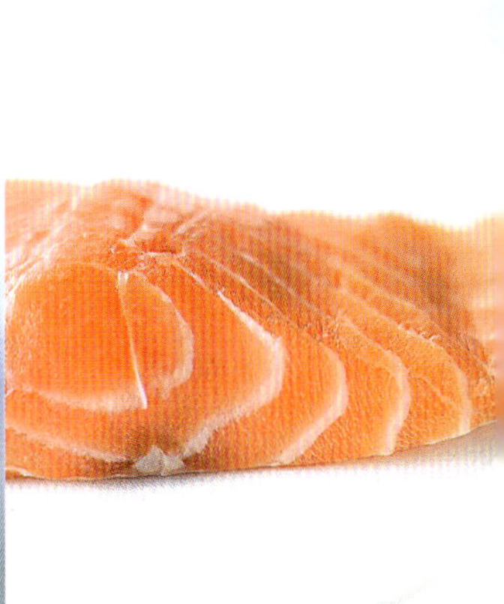

salmón

Legumbres, nueces y semillas

Reemplazar algo de la carne de tu dieta con legumbres, nueces y alternativos de carne, reduce la ingesta total de grasa y de grasa saturada y aumenta tu consumo de nutrientes

* Las **legumbres** incluyen chícharos, frijoles y lentejas. Son una excelente fuente de proteína baja en grasa y ricos en fibra soluble, lo cual se cree que reduce los niveles de colesterol de la sangre si se consumen con regularidad. Evita las legumbres enlatadas en salmuera porque aumentan el consumo de sodio –un factor de riesgo para las enfermedades cardiacas. Aunque no seas vegetariano reemplazar algo de la carne de tu dieta con legumbres te ayuda a reducir la ingesta total de grasa y de grasa saturada, aumenta la ingesta de fibra, vitaminas B y nutrientes antioxidantes. Las legumbres también contienen cantidades útiles de hierro, calcio, folato, potasio, fósforo y la vitamina E antioxidante. A excepción de los frijoles de soya, las legumbres contienen menos del 1% de grasa y la mayoría es poli no-saturada.

* **Nueces** – Aunque contienen 50% de grasa o más (excepto las castañas), es principalmente no-saturada, el coco es el único que contiene saturada. El alto contenido de grasa de las nueces significa que contienen calorías, e incluso pequeñas cantidades aumentan la ingesta de vitaminas y minerales. Además de ser fuente de proteínas, las nueces son ricas en vitamina E antioxidante y contienen vitaminas B, folato, hierro y selenio –otro potente antioxidante. Las nueces, cacahuates y avellanas son ricas en grasas esenciales. Las nueces de Brasil son la fuente más rica en selenio. Elige las variedades sin sal para disminuir la ingesta de sodio.

* Las **semillas** contienen proteínas y una alta proporción de grasa no-saturada. Son fuente de vitamina E antioxidante, de vitaminas B (excepto vitamina B12) y fibra. Las semillas de ajonjolí contienen casi seis veces la cantidad de calcio que la leche.

SOYA

* Los frijoles de soya se usan para fabricar aceite, leche, harina, salsa de soya, tofu y tempeh. Igual que otras legumbres, los frijoles de soya son ricos en proteínas y bajos es grasas saturadas, lo cual los hace un reemplazo excelente para las proteínas animales de la dieta, aunque tienen mayor contenido de grasa (7%) que otras legumbres. A diferencia de otros frijoles, los de soya contienen un balance adecuado de todos los aminoácidos (constituyentes de las proteínas) y se consideran una fuente de proteínas. Existe evidencia de que comer alimentos que contienen proteína de soya –como el harina de soya, el yogurt, los frijoles y el tofu, no la salsa de soya ni el aceite– ayuda a reducir los niveles de colesterol LDL y a aumentar los niveles de colesterol HDL, por lo tanto, ayudan a reducir el riesgo de enfermedades cardiacas.

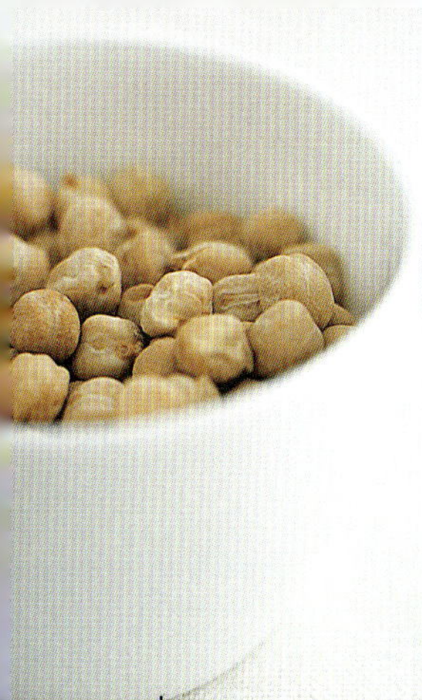
garbanzos

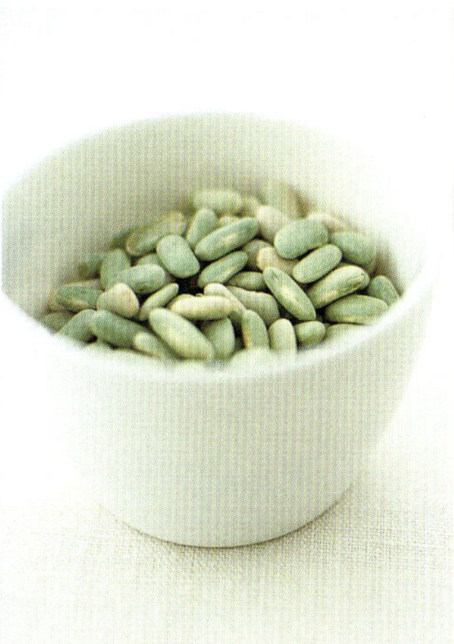
alubias flageolet

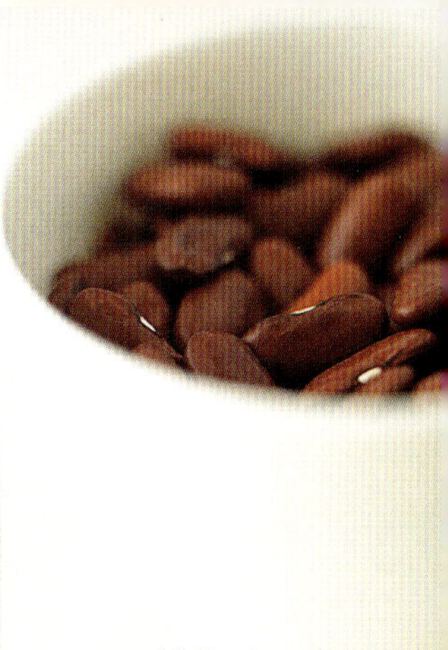
frijoles bayos

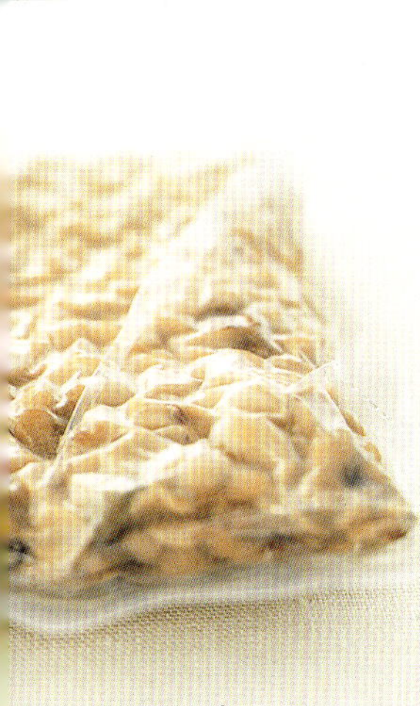
tempeh

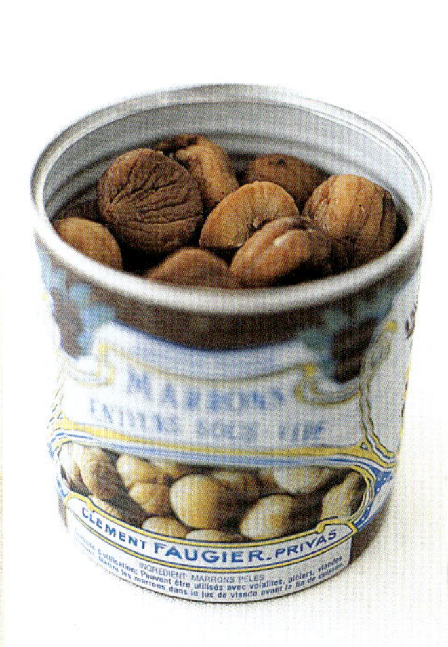

castañas

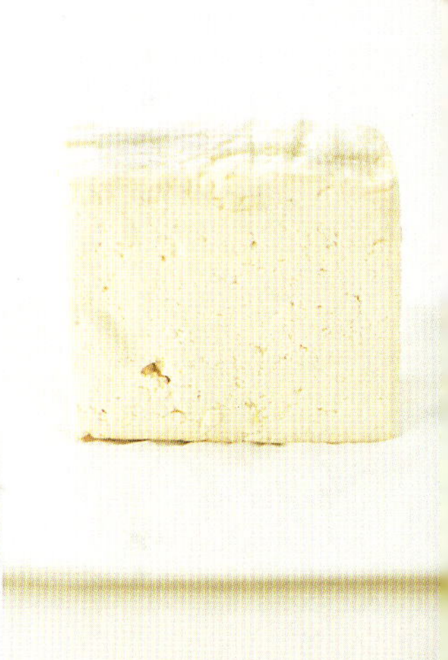
tofu

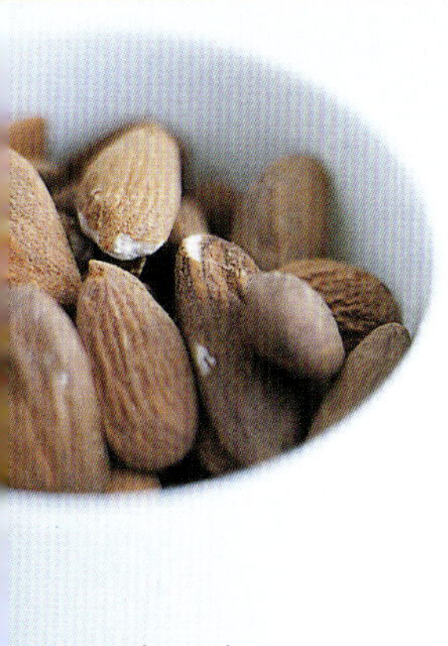
almendras

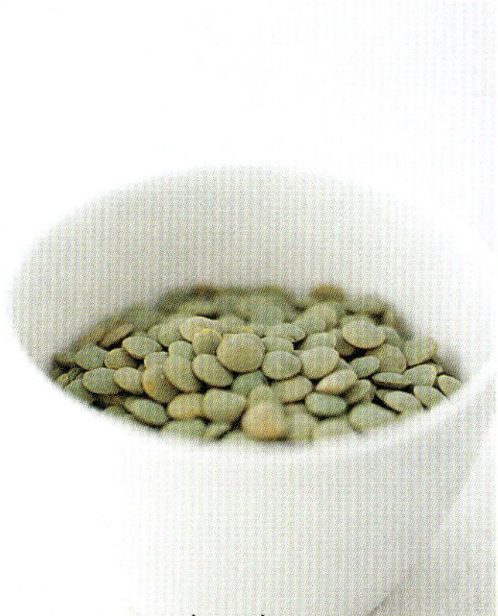
lentejas

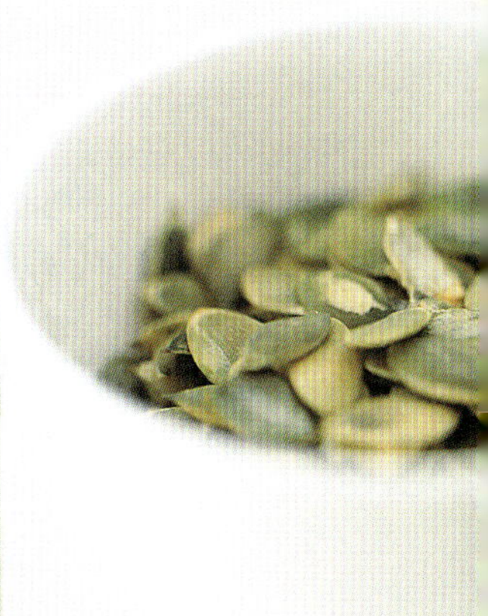
semillas de calabaza

Carne, aves y huevo

Proporcionan proteínas, vitaminas B (en especial B12), hierro, zinc y magnesio, aunque algunas variedades contienen cantidades importantes de grasa saturada

* Carne roja – Mucha gente se beneficiaría si redujera el consumo de carne roja a no más de 90g (3oz) diarias, debido a la alta proporción de grasa y grasa saturada que contiene. El cerdo y la res tienen casi cuatro veces más grasa que el pollo, mientras que el cordero contiene casi ocho veces más. Si eliges cortes magros y sin grasa visible, la carne roja es fuente importante de proteínas, vitamina B12, hierro y zinc. El venado y la ternera son relativamente bajos en grasa y tienen casi la mitad de grasa que el cerdo y la res.

* Aves – El pollo y el pavo son bajos en grasa, en proporción tienen menos grasa saturada que la carne roja. El pato y el ganso son más grasosos y deben restringirse en una dieta baja en grasa. Casi toda la grasa del pollo y el pavo se encuentra debajo de la piel. Quitar la piel después de cocinarlos reduce la grasa a la mitad y se reduce aún más si se hace antes de cocinarlos.

* El hígado y los riñones son fuentes de varios nutrientes. El hígado es rico en hierro, vitamina A y algunas vitaminas B, pero también es más rico en grasa que la mayoría de las carnes, ambos contienen altos niveles de colesterol.

* Carnes delicatessen – Tocino, salami, salchichas, hamburguesas y patés, son ricos en grasa, en especial grasa saturada, y tienen mucha sal, lo cual aumenta la presión sanguínea. No debe consumirse más de 90g (3oz) de carne roja y procesada al día.

* Los huevos son una fuente excelente de proteínas y contienen vitaminas A, D y E liposolubles, vitaminas B y hierro. Son ricos en colesterol, la gente en tratamiento por alto nivel de colesterol en la sangre debe limitar su consumo a 3-4 huevos por semana. El huevo contiene 10% de grasa (3% es saturada) y la gente sin problemas de colesterol puede comer 1 huevo al día, siempre y cuando no sea frito o con salsas grasosas.

COLESTEROL DE LOS ALIMENTOS

* El colesterol que comemos tiene menos efectos sobre la sangre que la grasa saturada. Si se consumen grandes cantidades, el cuerpo produce menos colesterol, por lo que el efecto es mínimo. No necesitamos restringir la ingesta de alimentos ricos en colesterol, como huevos e hígado. Sin embargo, la gente con predisposición genética a altos niveles de colesterol en la sangre necesita limitar la cantidad de colesterol que consume.

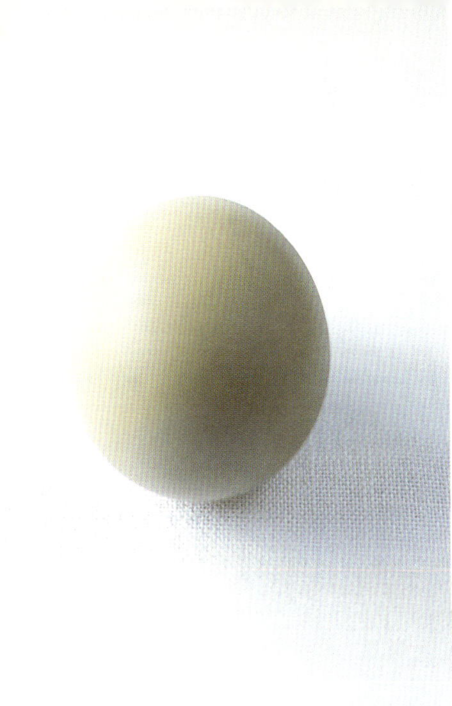

huevo de gallina

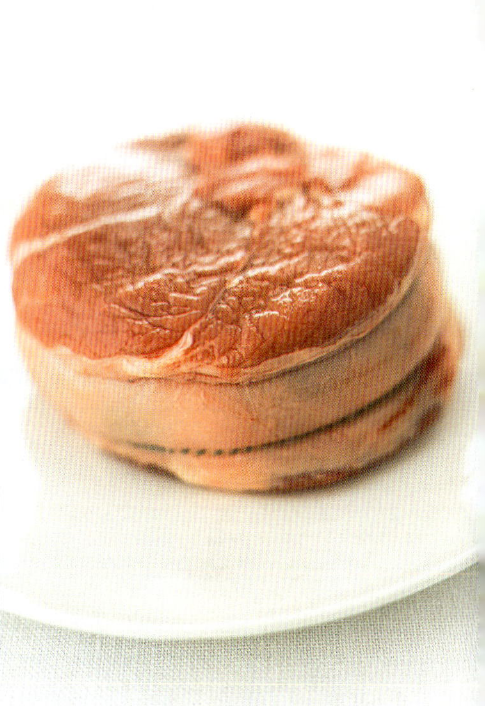

cordero

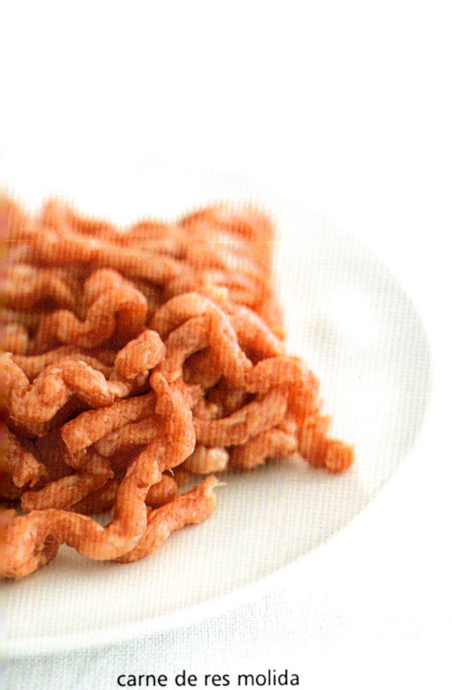

carne de res molida

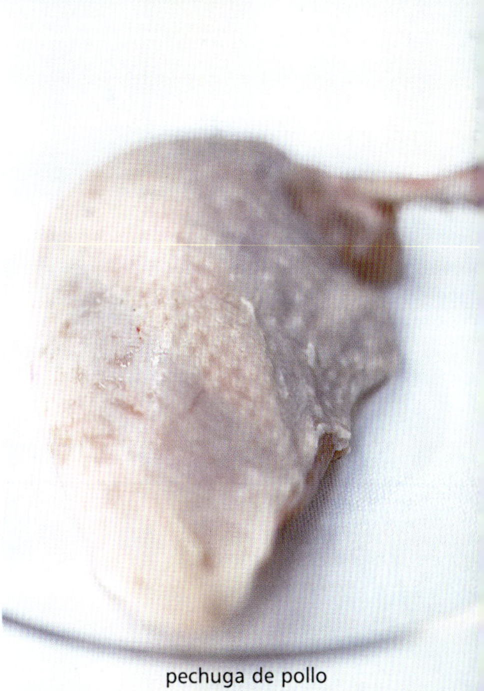

pechuga de pollo

Productos lácteos

Los productos lácteos son fuente de proteínas, calcio, fósforo y algunas vitaminas B, pero algunos tipos son relativamente ricos en grasa, en particular grasa saturada

* **Leche** – La leche entera contiene 3.9% de grasa (62% saturada), mientras que la semidescremada contiene 1.7% de grasa y la descremada sólo el 0.1% de grasa. Aunque la leche baja en grasa contiene la misma cantidad de calcio –el mineral esencial para unos dientes y huesos sanos– contiene menos vitaminas A y D liposolubles, lo cual no es razón para no elegir estos productos puesto que dichas vitaminas se obtienen de otros alimentos. La vitamina A se encuentra en el hígado, riñones, huevo, margarinas fortificadas y pescados con alto contenido de grasa, y se crea a partir del beta-caroteno en frutas y verduras. La vitamina E se encuentra en semillas, nueces y sus aceites.
* Los **quesos** varían considerablemente en su contenido de grasa, pero igual que la leche, tienen una alta proporción de grasa saturada. Los quesos duros tienen más grasa y grasa saturada que los quesos suaves, el queso cottage tiene el menor contenido de grasa. Los quesos fuertes como el parmesano y el cheddar extramaduro son ricos en grasa, pero se consumen en pequeñas cantidades debido a su fuerte sabor.
* **Crema** – Todos los tipos de crema son relativamente ricos en grasa, en particular saturada, pero varían en el contenido total de grasa: nata 64%, doble crema 54%, crème fraîche 40%, batida 39%, agria 13%. También existen variedades bajas en grasa, pero contienen 15% de grasa. En algunas recetas puede usarse yogurt natural o suero en lugar de crema.
* **Yogurt y fromage frais** – Incluso el yogurt griego tiene 10% de grasa, y puedes reducir la cantidad de grasa al elegir variedades de leche entera (3% de grasa), bajo en grasa (1%) o sin grasa (>0.1%). Aunque técnicamente es un queso, el fromage frais es más como yogurt en consistencia y sabor y, al igual que el yogurt, es un buen sustituto para la crema.

CALCIO Y PRESIÓN SANGUÍNEA

* Los lácteos son la fuente más rica en calcio, y los lineamientos actuales recomiendan que consumamos por lo menos 700mg de calcio al día, equivalente a 1 pinta (540ml) de leche. Investigaciones reciente sugieren que hay una relación entre la baja ingesta de calcio con la presión sanguínea alta y a un mayor aumento en la presión sanguínea con la edad. En lugar de tomar complementos de calcio, es mejor consumir de manera regular diferentes alimentos ricos en calcio que además proporcionan otros nutrientes importantes que no se encuentran en los complementos.

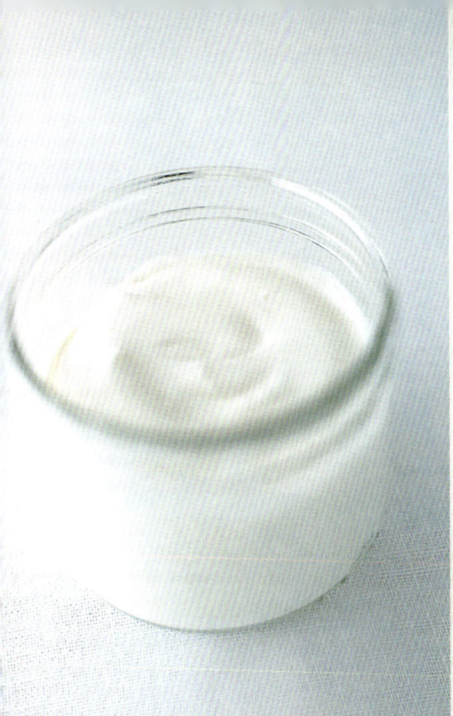

yogurt

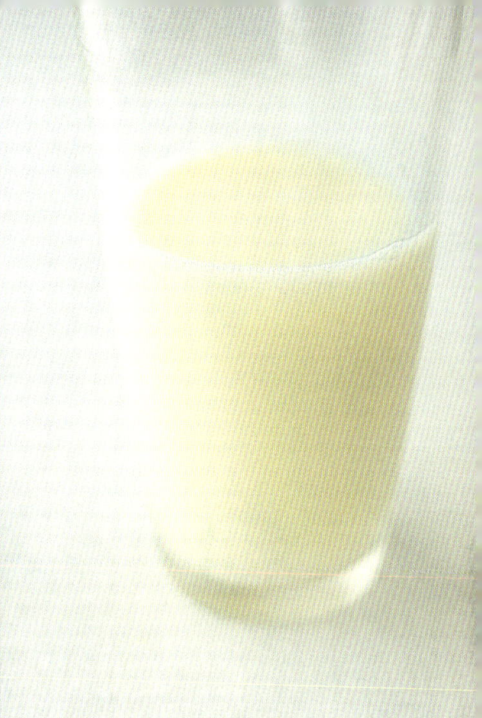

leche descremada

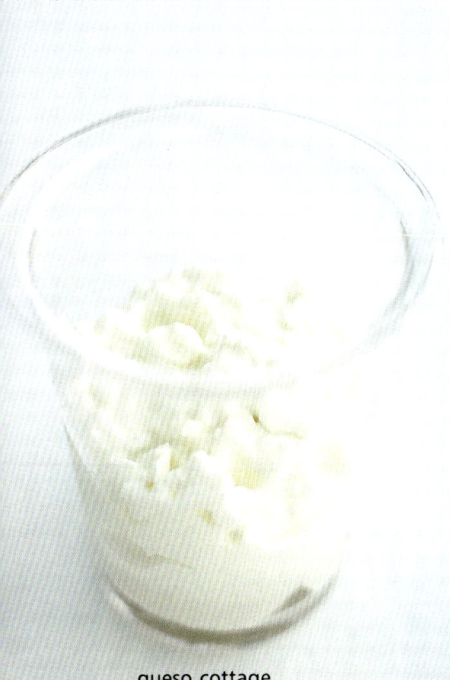

queso cottage

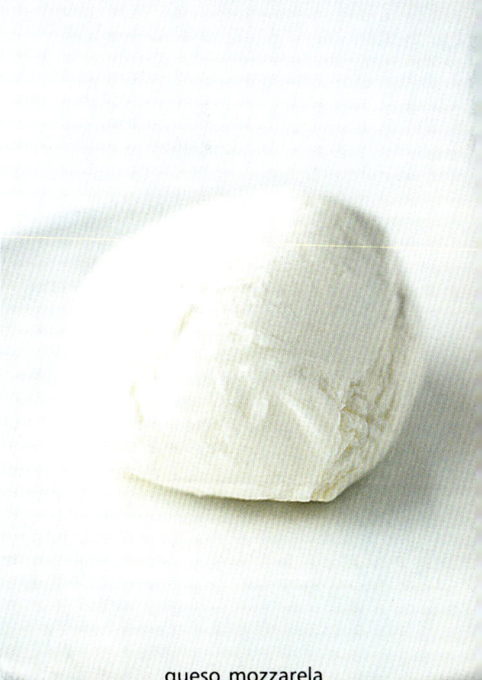

queso mozzarela

Panes, cereales y papas

Por lo menos 50% de las calorías que comemos deben provenir de alimentos ricos en carbohidratos de almidón, como pan, cereales, papas, pasta, arroz, fideos y couscous

La mayoría de la gente no consume suficientes carbohidratos de almidón. Para tener buena salud, se recomienda que los alimentos que contienen carbohidratos de almidón, junto con frutas y verduras, sean el grueso de la dieta. Son bajos en grasa y ricos en almidón y fibra, son una excelente fuente de energía –ideal para reemplazar las calorías perdidas al reducir la ingesta de grasa.

* **Pan** – El pan integral es la mejor opción, pues contiene más fibra, vitaminas B, hierro y otros minerales que el pan blanco o negro. Te deja más satisfecho y contiene más niveles de la vitamina E antioxidante.
* **Pasta y arroz** – Es mejor elegir arroz integral y pastas integrales porque contienen más fibra y nutrientes que las variedades blancas. Lo anterior no significa que el arroz, la pasta y el pan blancos sean malos, al contrario, son parte importante de una dieta saludable al ser fuente baja en grasa de energía.
* Los **cereales**, por lo general, son bajos en grasa y las variedades integrales o las que tienen salvado añadido son fuente de fibra. Consumir de manera regular avena, cebada o salvado, todos son ricos en fibra soluble y ayudan a disminuir los niveles altos de colesterol en la sangre, si se consumen como parte de una dieta baja en grasa. Evita los cereales muy procesados con grandes cantidades de sal y azúcar añadida y, contenido de fibra bajo.
* Las **papas** contienen almidón, fibra y potasio, son fuente de vitamina C antioxidante. Gran parte de la fibra y los nutrientes de las papas está en la cáscara, de manera que consúmelas con cáscara. Evita las frituras y papas fritas en mucho aceite, mejor come rebanadas de papa barnizadas con aceite de oliva y horneadas. Si vas a cocinar frituras compra de las bajas en grasa, que no necesitan cocinarse con aceite. Usa métodos de cocción bajos en grasa para las papas, así controlas la grasa y las calorías.

FIBRA

* Existen dos clases de fibra: soluble, encontrada en frutas, verduras, avena y legumbres, y la fibra insoluble encontrada en almidones. El consumo regular de fibra soluble ayuda a disminuir los niveles altos de colesterol en las sangre y así reduce el riesgo de enfermedades cardiacas, mientras que la fibra insoluble ayuda a prevenir trastornos del intestino. Aumenta tu consumo de fibra al ingerir variedades de cereal con trigo entero, pan, pasta y arroz integral, y muchas frutas y verduras. Aumenta poco a poco la ingesta de fibra y bebe muchos líquidos.

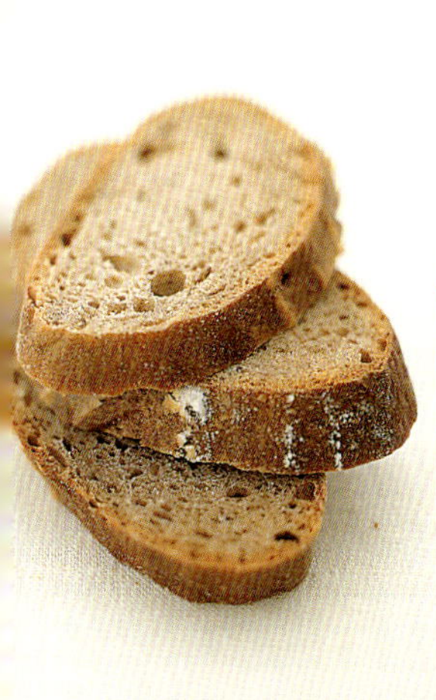
pan de centeno

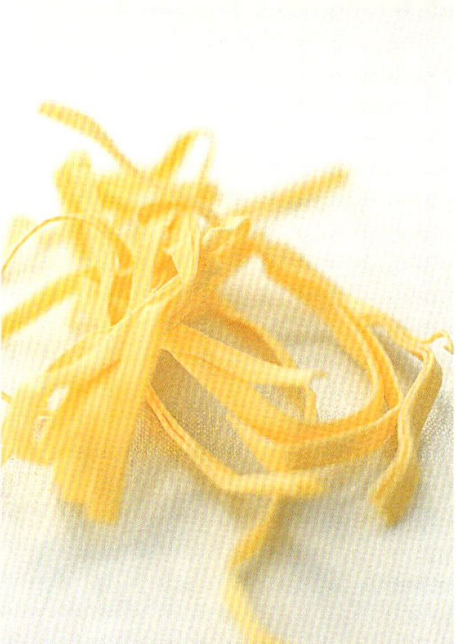
tagliatelle

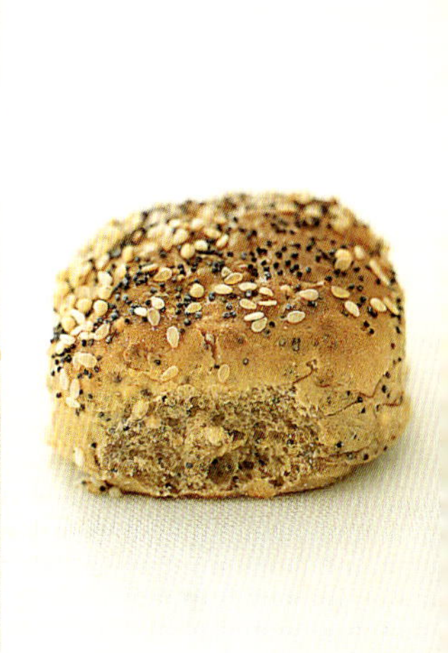
pan integral con semillas

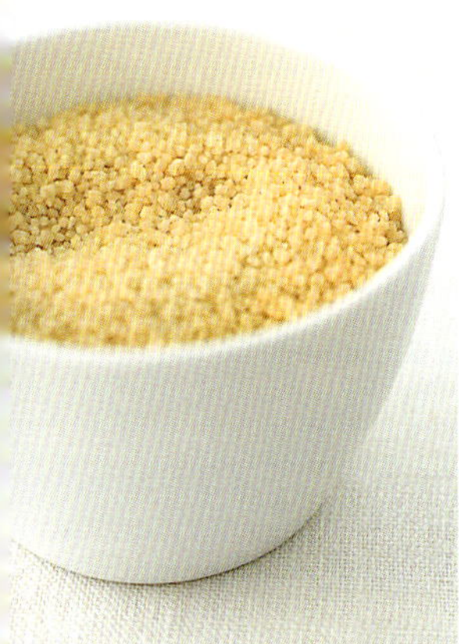
couscous

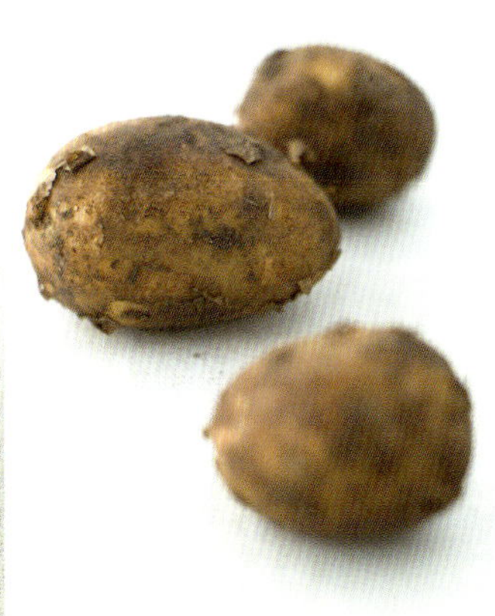
papas

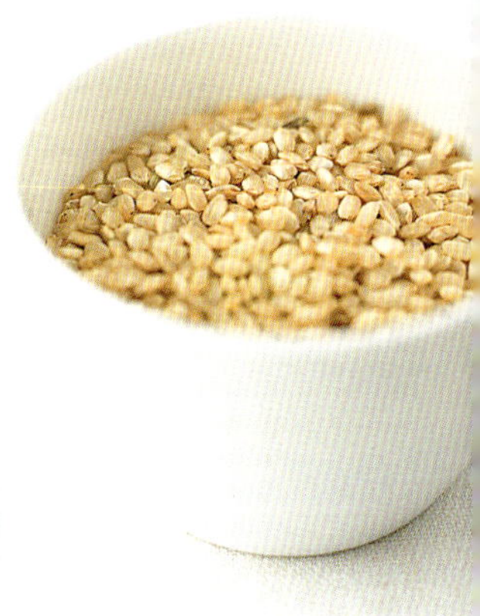
arroz integral de grano corto

fideos

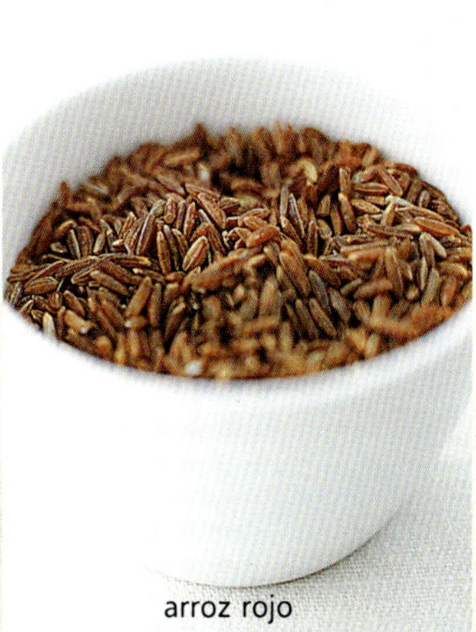
arroz rojo

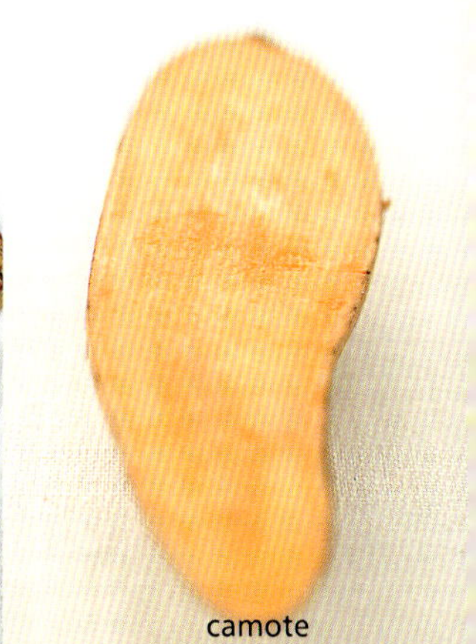
camote

Verduras

Por su nutritivo contenido de vitaminas, minerales y otros componentes bio-activos, comer muchas verduras es una excelente manera de protegerte contra las enfermedades cardiacas

En general, las verduras son bajas en grasa y calorías y proporcionan una rica fuente de fibra y vitamina C antioxidante y beta-caroteno (pro-vitamina A). También dan vitaminas B, minerales y la fibra insoluble de las verduras ayuda a disminuir los niveles de colesterol.

* **Alliums** – Familia de verduras que incluye cebolla, ajo, puerro y cebollín. Todos contienen componentes de sulfuro que les dan el olor y sabor característicos. Existen pruebas de que estos componentes de sulfuro ayudan a disminuir los niveles de colesterol.

* Los **espárragos** y las alcachofas son fuente de folato y potasio. El folato ayuda a reducir el riesgo de enfermedades cardiacas al disminuir los elevados niveles de homocisteína en la sangre. La cinarina, encontrada en la base comestible de las hojas de las alcachofas, ayuda a controlar los niveles de colesterol en la sangre. Los espárragos son fuente de vitamina C y beta-caroteno, ambos fuertes antioxidantes.

* **Brassicas** – Este grupo incluye gérmenes, col rizada, col, brócoli y coliflor. Son fuentes ricas en vitamina C, la col rizada y el brócoli son las que más contienen, además de hierro, folato y vitamina E antioxidante.

* **Pimiento** – Todos los colores de pimientos son ricos en vitamina C, pero en especial los rojos son excelente fuente de beta-caroteno. Los chiles contienen cuatro veces más la cantidad de vitamina C que las naranjas. Lo picante se debe a la capsicina, un antioxidante que ayuda a proteger contra enfermedades cardiacas.

* **Verduras rojas, amarillas y anaranjadas** – El licopeno es un carotenoide y poderoso antioxidante presente en los jitomates (también en los enlatados) y en otras verduras rojas, amarillas y anaranjadas. El licopeno es más abundante en los jitomates y en los productos procesados de jitomates. Las zanahorias, calabazas y camotes son fuente de beta-caroteno (pro-vitamina A).

FLAVONOIDES

* Las verduras contienen muchos fitoquímicos, como los flavonoides y carotenos, que protegen contra las enfermedades cardiacas si se consumen de manera regular como parte de una dieta baja en grasa. Los flavonoides quercetin, kaempferol y miricetina se encuentran presentes en las verduras, en especial en los pimientos verdes, brócoli, cebolla y jitomate. Los flavonoides son antioxidantes poderosos capaces de neutralizar radicales libres, las moléculas inestables que ocasionan el daño celular de la arterosclerosis (la acumulación de depósitos grasos en las paredes arteriales) y precipita la coagulación sanguínea.

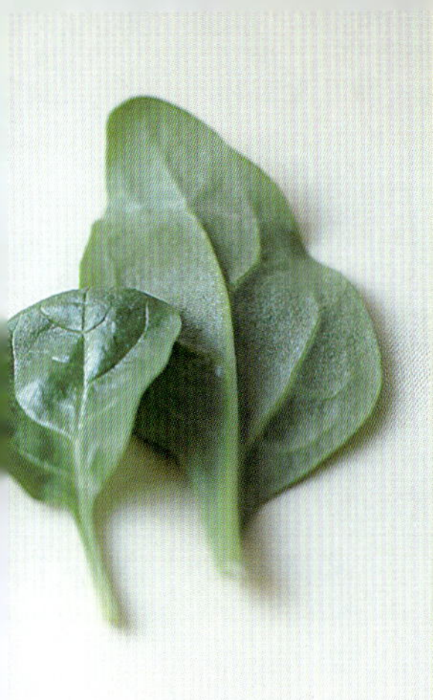

espinacas

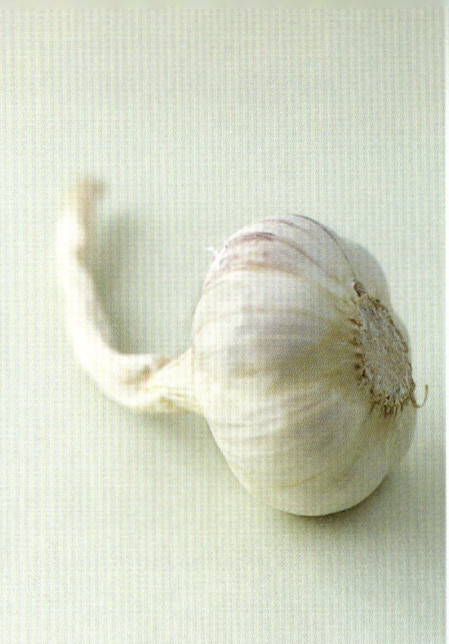

ajos

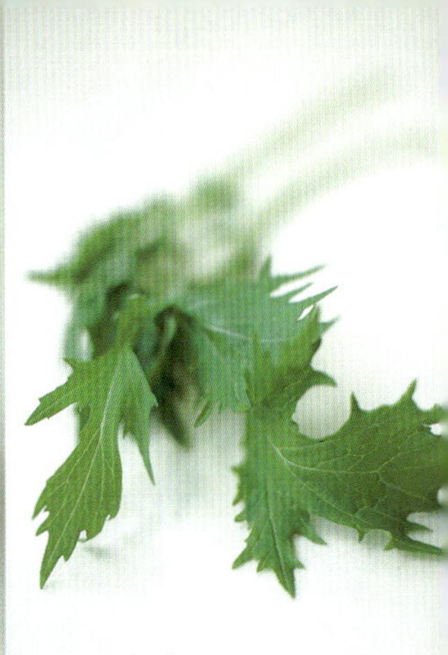

lechuga mizuna

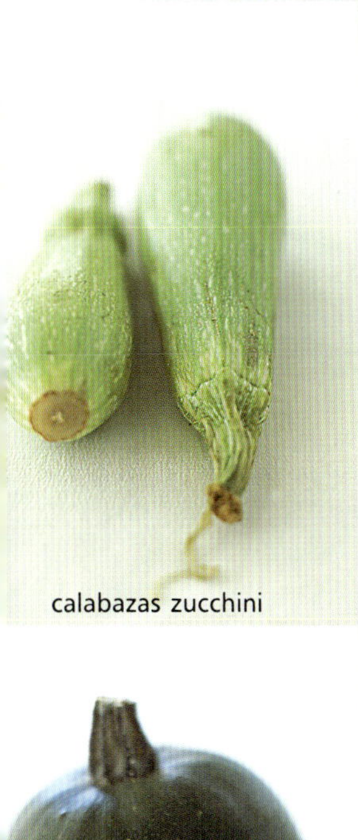

calabazas zucchini

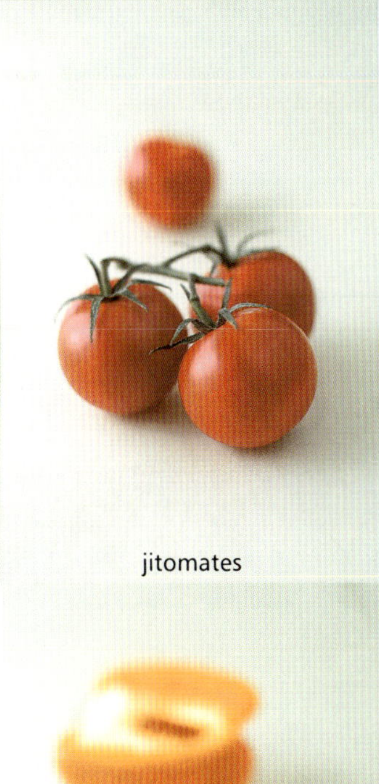

jitomates

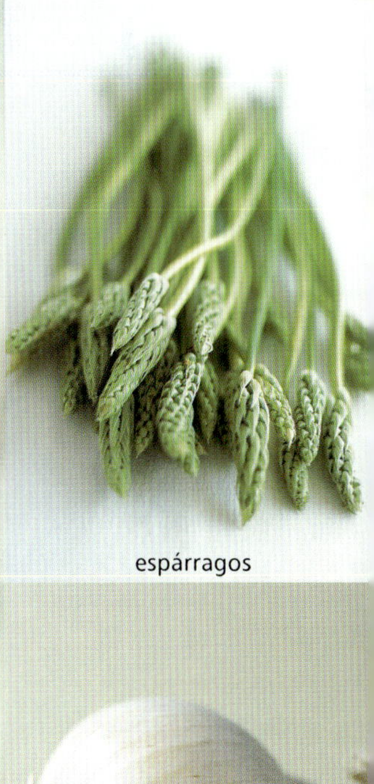

espárragos

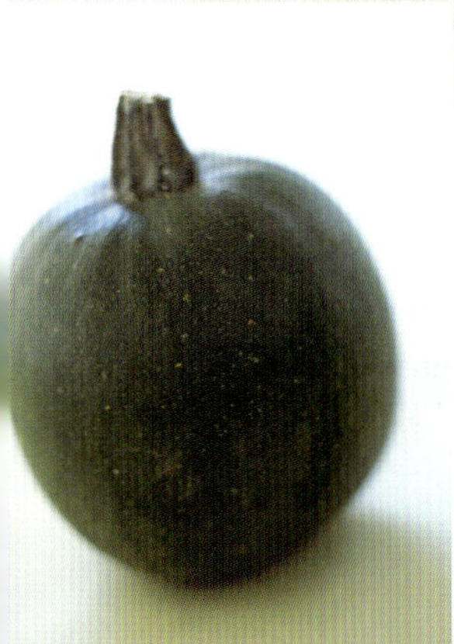

calabaza

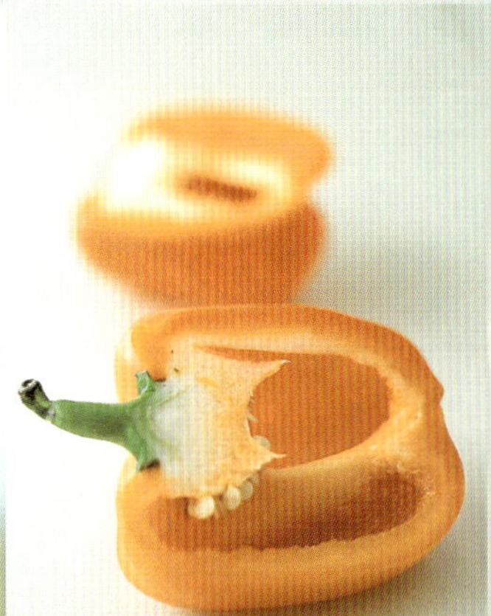

pimientos anaranjados

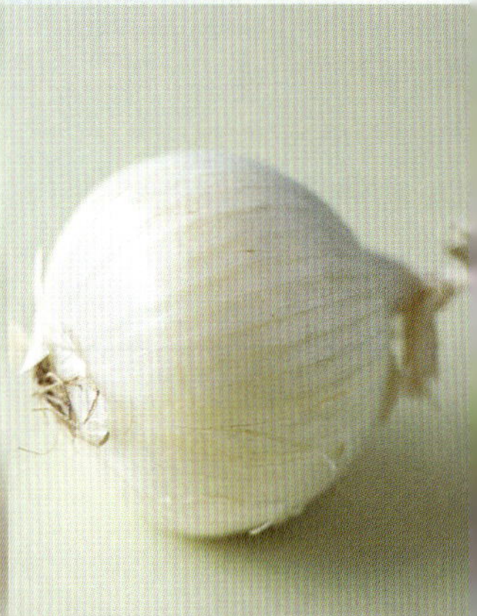

cebolla

Fruta

La fruta es un regalo para tu corazón y para tu paladar. Está llena de antioxidantes, folato y fibra, además de ser baja en grasa y calorías

* Las **frutas cítricas** como naranja, limón, toronja y tangerina son excelentes fuentes de vitamina C, un poderoso antioxidante. También contienen folato, las bajas ingestas de folato están asociadas con mayor riesgo de enfermedades cardiovasculares.

* Las **frutas anaranjadas y amarillas,** como chabacano, mango y melón, obtienen su color a partir del beta-caroteno, el cual es convertido en vitamina A en el cuerpo, y del licopeno, ambos son antioxidantes poderosos.

* Las **moras** son fuente de fibra, vitamina C y flavonoides. La grosella contiene 200mg de vitamina C por cada 100g, más del doble del requerimiento diario y cuatro veces más que las naranjas. Las fresas contienen 77mg y las frambuesas 33mg.

* Las **frutas exóticas,** como mango, maracuyá, granada y papaya, son fuentes ricas en vitamina C, flavonoides y fibra. Los nísperos de Japón y la sharon fruit también contienen beta-caroteno.

* Las **manzanas** y las **peras** no contienen tanta vitamina C como los cítricos o las moras, pero sí tienen la fibra soluble pectina.

* La **piña** contiene una enzima digestiva llamada bromelina, la cual ayuda a deshacer los coágulos sanguíneos.

* Las **ciruelas** contienen vitamina E antioxidante y son fuente de potasio.

* Las **frutas secas,** como chabacanos y dátiles, son fuente de fibra y de una concentración de nutrientes como hierro y potasio, éste ayuda a regular la presión sanguínea. En particular, los chabacanos secos son ricos en el antioxidante beta-caroteno.

* El **aguacate** es fuente rica en vitamina E. También proporciona potasio, en especial para quienes tienen deficiencia a causa de tratamientos diuréticos para la presión sanguínea alta e insuficiencia cardiaca. Son ricos en grasa (19%) pero en su mayoría es mono no-saturada. Deben consumirse con moderación.

ANTIOXIDANTES

* La fruta contiene muchos nutrientes antioxidantes y vitaminas como beta-caroteno o provitamina A y vitaminas C y E. Estas sustancias son protectoras y eliminan moléculas potencialmente perjudiciales llamadas radicales libres –producidas durante los procesos corporales normales– los cuales contribuyen al desarrollo de enfermedades, como padecimientos del corazón. La fruta también contiene componentes bio-activos flavonoides y carotenoides, los cuales dan a las frutas y a las verduras el color rojo y anaranjado y se cree que funcionan como antioxidantes.

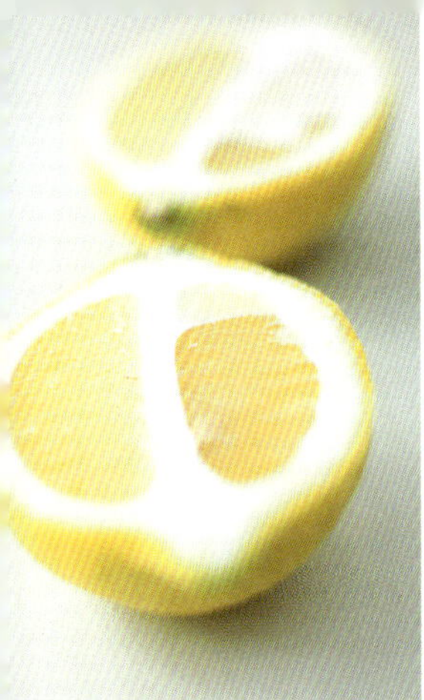

lima

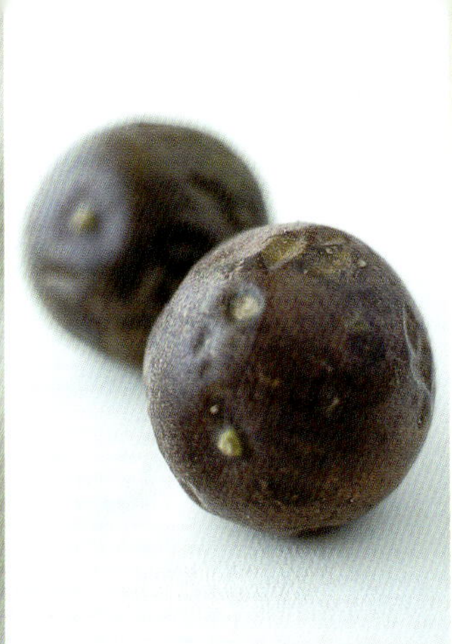

maracuyá

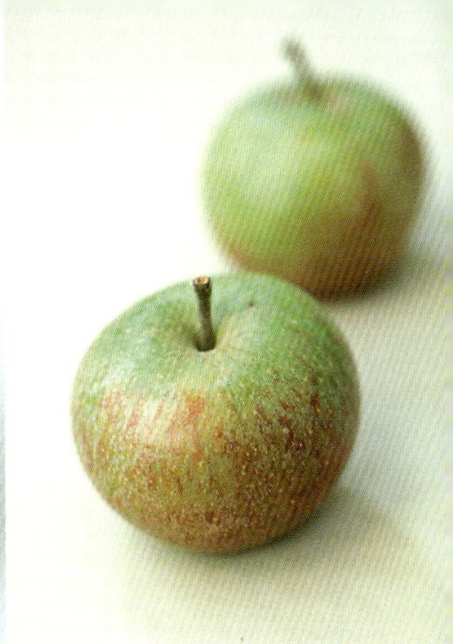

manzanas

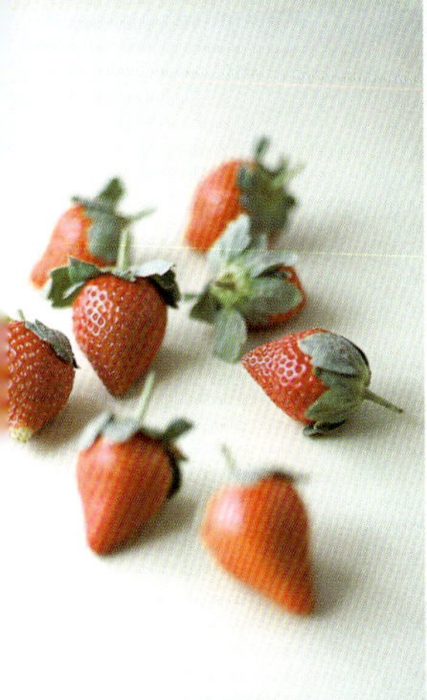

fresas

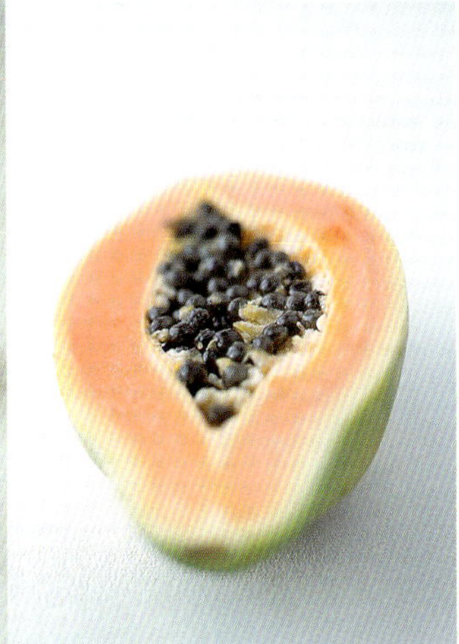

papaya

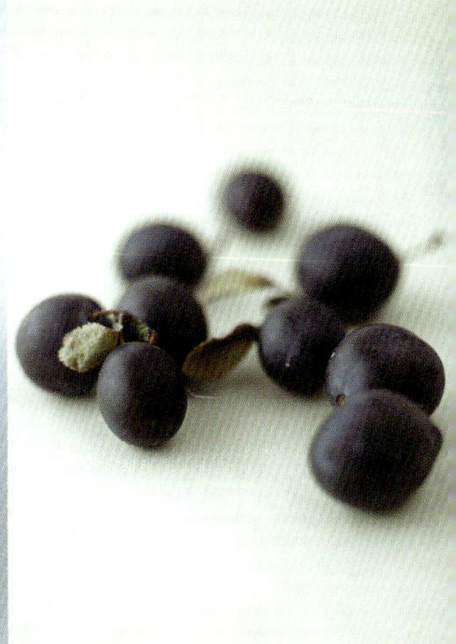

ciruelas

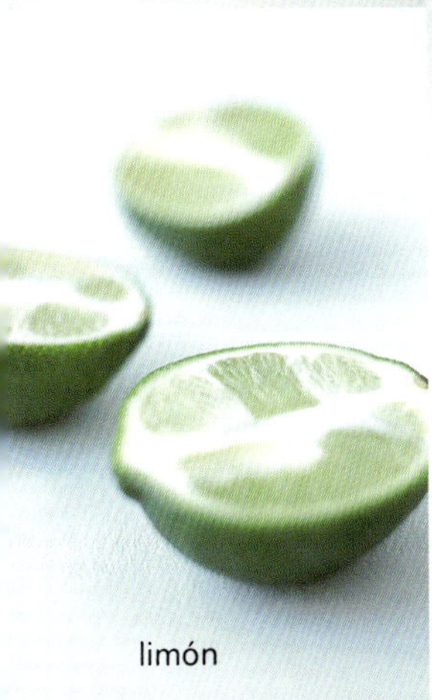

limón

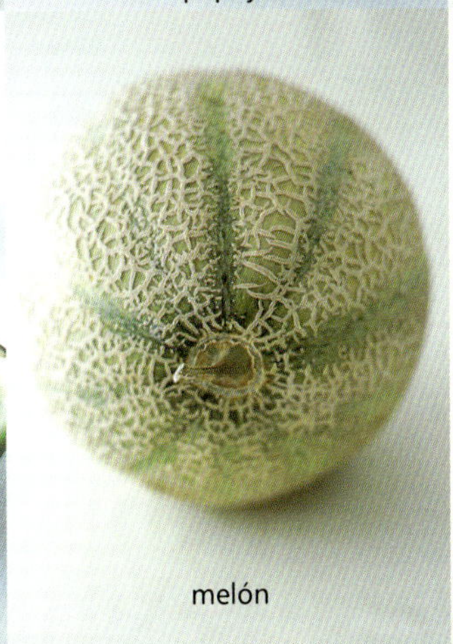

melón

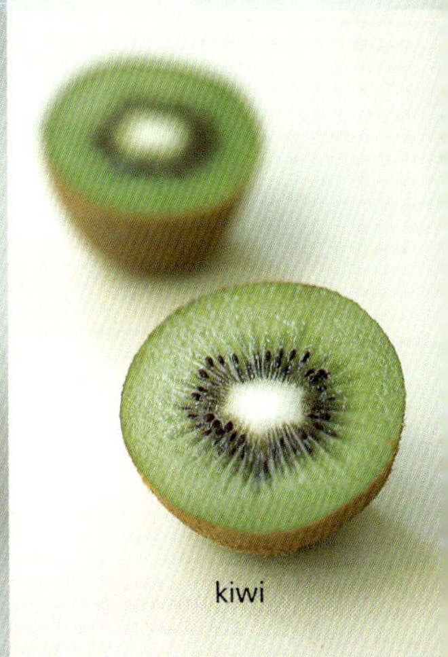

kiwi

Proporciona carbohidratos de almidón, folato y niacina. Es fuente de vitamina C, E y calcio

Sopa de cebolla morada con vinagre balsámico

Tiempo de preparación: 15 minutos, tiempo de cocción: 50 minutos, porciones: 4

650g (1lb 7oz) o 5 cebollas moradas medianas, a la mitad y rebanadas
3 dientes de ajo grandes, rebanados
3 cucharadas de aceite de oliva extra virgen
125ml (4oz) de vinagre balsámico
125ml (4oz) de vino tinto u oporto
1litro (1 ¾ pintas) de caldo de pollo
1 cucharadita de maicena, disuelta en un poco de agua
4 rebanadas de pan integral o de romero, de 50g (1 ¾ oz)

Calentar el aceite en una cacerola grande, agregar la cebolla y el ajo, cocer a fuego medio durante 30 minutos o hasta que la cebolla se caramelice, revolver las cebollas varias veces para que no se peguen. Sazonar al gusto con sal y pimienta. Agregar el vinagre balsámico y el vino, cocinar a fuego lento durante unos minutos hasta que se reduzca. Agregar el caldo de pollo y la maicena y cocinar a fuego lento por 20 minutos. Servir caliente con una rebanada de pan integral o de romero.

POR PORCIÓN con pan integral de 50g (1 ¾ oz): 300kcals/1252kJ 7.8g proteínas 39.1g carbohidratos 5.6g fibra 10.6 grasa total 1.2 grasa saturada 46mcg folato 8mcg calcio 4.9mg niacina 32% energía de grasa 4% energía de grasa saturada 49% energía de carbohidratos

Es una estupenda receta para preparar una comida ligera o entrada saludables. Con el pan integral es baja en grasas saturadas, rica en fibra y la mitad de las calorías proviene de carbohidratos de almidón –el balance adecuado necesario para un corazón sano. La cebolla y el ajo pertenecen a la familia de las allium, la cual tiene muchas propiedades benéficas para la salud. Son ricos en flavonoides, los fitoquímicos que contienen sulfuro, que dan al ajo y a la cebolla su olor y sabor característicos, que ayudan a bajar los niveles de colesterol en la sangre y a reducir la coagulación sanguínea. Este platillo proporciona casi un cuarto de la ingesta recomendada de folato, el cual disminuye los niveles de homocisteína y reduce el riesgo de enfermedades cardiacas. Si estás tratando de bajar de peso, reduce los niveles de grasa total y de calorías si usas menos aceite para saltear las cebollas, y no pongas mantequilla o margarina al pan.

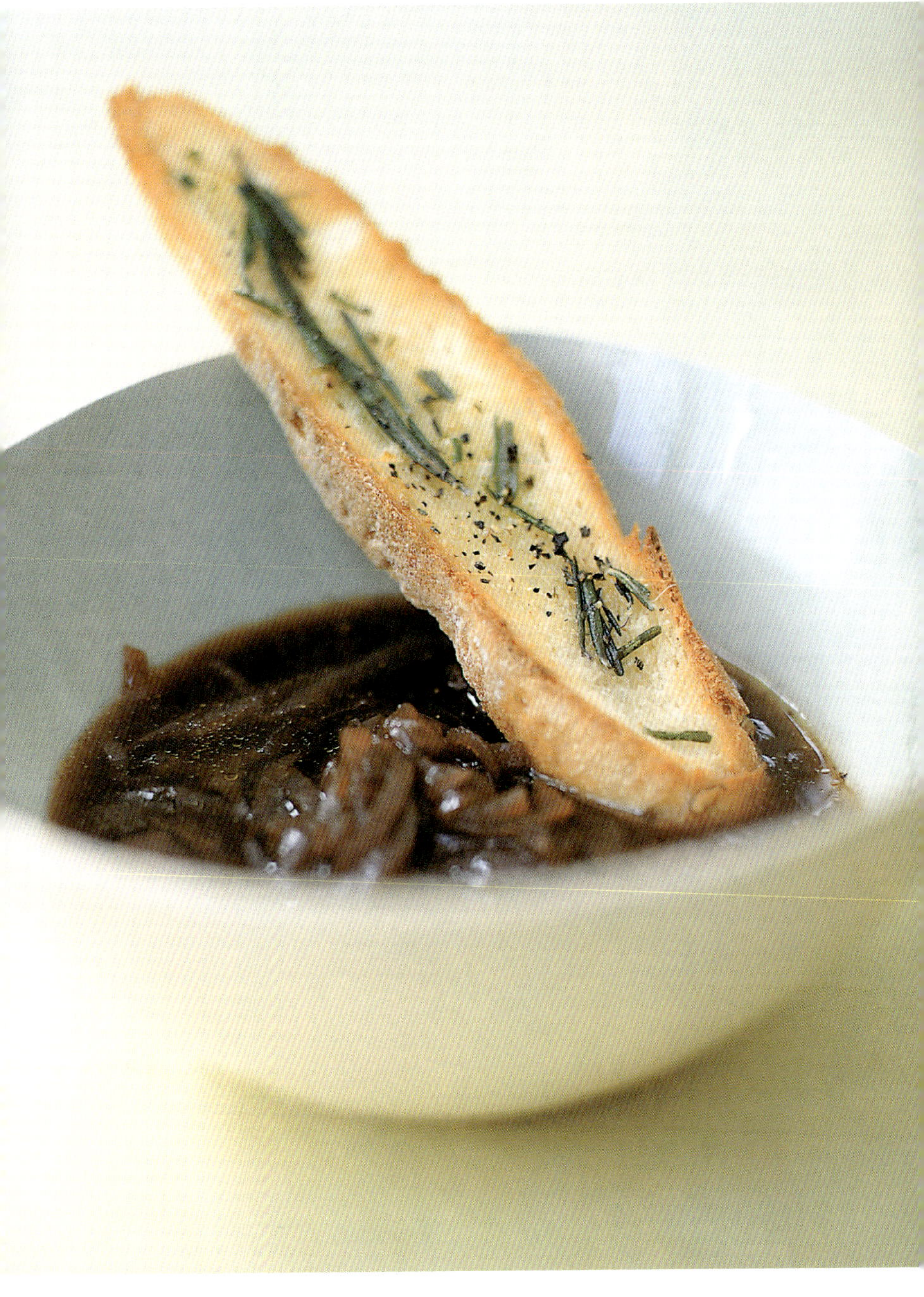

Rica fuente de grasas mono no-saturadas, fibra y vitamina E. Fuente de vitamina A, calcio, potasio y folato

Sopa de aguacate

Tiempo de preparación: 15 minutos, tiempo de cocción: 40 minutos, tiempo para refrigerar: 1 hora, porciones: 4

1 cucharada de aceite de oliva extra virgen
1 poro mediano (aprox. 125g-4 ½ oz), a la mitad y finamente picado
2 dientes de ajo, picados
50g (1 ¾ oz) de arroz integral
1litro (1 ¾ pintas) de caldo de pollo
3 aguacates grandes
150g (5 ¼ oz) de bioyogurt
2 cucharadas de estragón, picado y extra para decorar
4 cucharadas de perejil de hoja lisa, picado
8 rebanadas medianas de pan integral

En una cacerola cocinar a fuego medio el poro y el ajo con el aceite durante 5 minutos o hasta que el poro esté suave y transparente. Añadir el arroz, sazonar con sal y pimienta, agregar el caldo y dejar que suelte el hervor. Tapar la cacerola y cocer por 40 minutos hasta que esté cocido. Retirar del fuego y dejar enfriar. Licuar la sopa junto con los aguacates, el yogurt y las hierbas hasta que la mezcla sea homogénea. Dejar enfriar y refrigerar.

Servir frío, pero no demasiado para que no pierda el sabor. Decorar con el estragón. Servir 2 rebanadas de pan integral por persona.

POR PORCIÓN con 90g/3oz de pan integral: 544kcals/2274kJ energía 13.2g proteínas 49g carbohidratos 10.5g fibra 33.9 grasa total 6.7g grasa saturada 5.4mg vitamina E 68mcg vitamina A 76mcg folato 157mg calcio 56% energía de grasa 11% energía de grasa saturada 34% energía de carbohidratos

Es una sopa rica en fibra y en nutrientes antioxidantes (A, C y E). Debido a que los aguacates son ricos en grasa, más de la mitad de las calorías de esta receta provienen de la grasa. En términos generales, dicha proporción de calorías es demasiado alta, pero no existe razón por la cual no disfrutes de comidas un poco más grasosas, en el entendido de que tu ingesta de grasa diaria (o a la semana) está dentro de los límites normales. Más de la mitad de la grasa es mono no-saturada, lo cual, aunque contiene las mismas calorías que la grasa saturada, ayuda a reducir el riesgo de enfermedades cardiacas cuando es parte de una dieta baja en grasas. Los aguacates proporcionan la mayor parte de la grasa mono no-saturada junto con altos niveles de vitamina E antioxidante y potasio. Las verduras, el aguacate, el arroz y el pan integral, se combinan para dar una mezcla de fibra soluble e insoluble ideal para una dieta sana. El yogurt aporta calcio, el cual ayuda a mantener bajos los niveles de presión sanguínea.

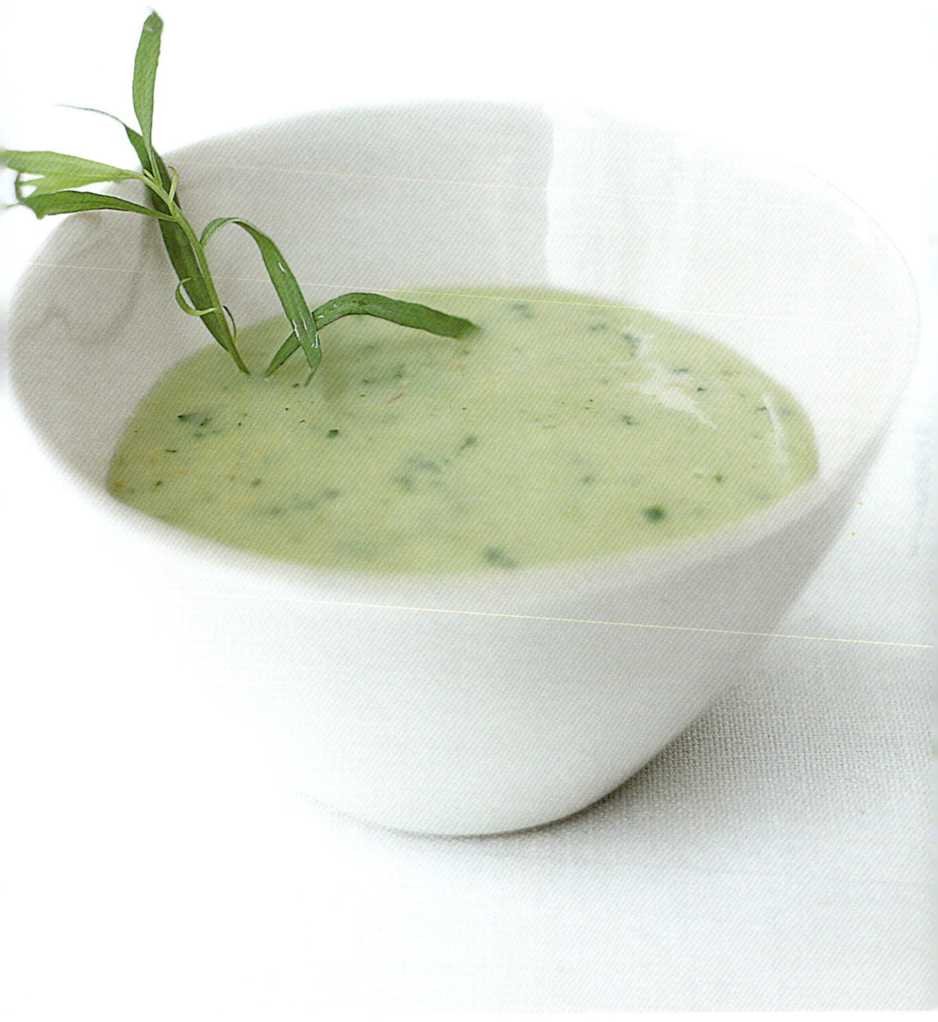

Contiene energía de carbohidratos, vitamina a, grasas omega-3, selenio y vitaminas E y D

Sushi

Tiempo de preparación: 40 minutos, tiempo de cocción: 20 minutos, rinde aprox: 6 rollos nori o 36 piezas de sushi

350g (12 ¼ oz) de arroz para sushi
750ml (24oz) de agua
3 cucharadas de vinagre de arroz
3 cucharadas de azúcar
2 cucharaditas de sal
6 hojas de alga marina
150g (5 ¼ oz) de atún o salmón, crudo cortado en tiras
6-12 rebanadas de pepino, delgadas
6-12 rebanadas de aguacate, delgadas
1 racimo de cilantro
wasabi, en polvo o pasta
guarniciones: jengibre picado, wasabi, salsa de soya
equipo: tapete de bambú para enrollar, cuchillo filoso

Para cocinar el arroz, en un recipiente remojar el arroz con agua fría durante 10 minutos. Colar y repetir el procedimiento varias veces para que el arroz esté menos pegajoso. En una cacerola de base gruesa colocar el arroz con agua, tapar y dejar que hierva, después cocinar a fuego lento por 10 minutos. Retirar del fuego y dejar reposar de 5 a 10 minutos. Colocar el arroz en un platón para que se enfríe. En una cacerola mezclar el azúcar, el vinagre de arroz y la sal, calentar para disolver el azúcar y dejar enfriar. Agregar esta mezcla al arroz e incorporar con un tenedor. Refrigerar el arroz si no va a usarse de inmediato.

Para enrollar el sushi colocar una hoja de alga sobre el tapete de bambú. Humedecer las manos y colocar un puño de arroz sobre el alga. Presionar el arroz con los dedos para cubrir la superficie del alga y dejar libres tres cuartos de la parte superior del alga. Colocar una pizca de wasabi en forma horizontal sobre el arroz y encima colocar el pescado, el pepino, el aguacate y el cilantro, a un cuarto del borde inferior del alga. Otra alternativa es rellenar sólo con pescado. Con ambas manos tomar el tapete del borde inferior y enrollar para cubrir el relleno y presionar para que quede pegado al arroz. Apretar el tapete al enrollar. Humedecer el borde superior del alga para que se pegue. Quitar el tapete y con un cuchillo filoso cortar el rollo en seis pedazos. Acomodar en un plato con las guarniciones.

POR ROLLO (o 6 piezas de sushi): 315kcals/1317kJ 10.3g proteínas 57.4g carbohidratos 1.2g fibra 4.7g grasa total 0.8g grasa saturada 55.4mcg vitamina A 40mcg yodo 13% energía de grasa 2% energía de grasa saturada 68% energía de carbohidratos

El sushi es bajo en grasa, rico en carbohidratos, y el atún y el salmón contienen grasas omega-3. Este platillo aporta una mezcla de nutrientes antioxidantes. El alga es fuente de minerales y contiene mucho sodio, pero cantidades pequeñas no ocasionan niveles excesivos.

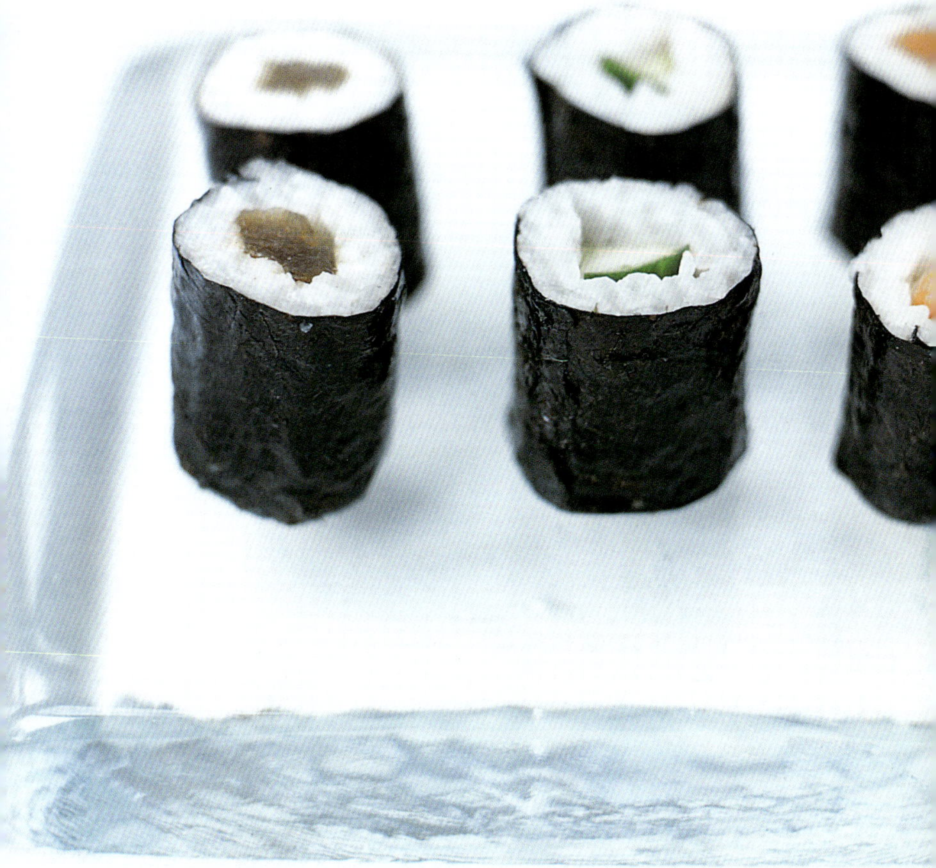

Fuente de proteína magra, niacina y vitamina B6 con vitaminas A y C, folato y calcio

Rollos primavera vietnamitas

Tiempo de preparación: 45 minutos, rinde 4-6 como botana o entremés

2 pechugas de pollo, grandes y sin piel
200g (7oz) de fideos vermicelli
1 chile rojo grande, sin semillas y picado
2 tallos de limoncillo, picados
2 dientes de ajo, picados
6 hojas de limón, picadas
4 cucharadas de jugo de limón (aprox 2 limones)
2 cucharadas de salsa de pescado
1 manojo chico de albahaca o cilantro, sin tallos
1 lata chica de palmitos, en mitades y en rebanadas delgadas
100g (3 ½ oz) de vainas de chícharo, en tiras delgadas
1 manojo chico de cilantro
1 paquete de hojas para rollos primavera
Salsa:
2 cucharadas de jugo de limón
1 cucharada de salsa de pescado
1 cucharada de cilantro, picado
½ chile rojo, sin semillas y finamente picado
¼ de azúcar moscabado

Asar el pollo a la parrilla, apartar y dejar enfriar. Cortar en tiras. Colocar el fideo en un recipiente con agua hirviendo y revolver con un tenedor para separarlo, dejar remojar por 3 minutos para que se ablande. Pasarlo por agua fría y reservar. En un procesador de alimentos mezclar el chile, el limoncillo, el ajo, las hojas y el jugo de limón, la salsa de pescado y la albahaca, hasta formar una pasta homogénea (si se usa cilantro dejar los tallos). Agregar las verduras y la pasta al fideo, mezclar y sazonar. Esto puede prepararse una hora antes. Mezclar todos los ingredientes de la salsa y servir en un recipiente pequeño.

Remojar en agua tibia las hojas para los rollos durante 1 minuto para que se ablanden. Secar en toallas de papel. Colocar un ramito de cilantro en el centro de la hoja, una tira de pollo y una cucharada de fideo. Doblar la parte inferior sobre el fideo y doblar las orillas de manera que quede un rectángulo sellado. Colocar en un plato y decorar con cilantro.

POR PORCIÓN (si son 4): 344kcals/1437kJ 28.4g proteínas 50.9g carbohidratos 1.6g fibra 2.8g grasa total 0.5g grasa saturada 19mcg niacina 0.6mg vitamina B6 7% energía de grasa saturada 56% energía de carbohidratos

Con pollo magro, mucho fideo, verduras y sin añadirle grasa, este platillo contiene un rango de nutrientes saludables. Los ingredientes como el chile, el limoncillo y las hierbas frescas, son una manera excelente de darle sabor sin añadirle sal o grasa.

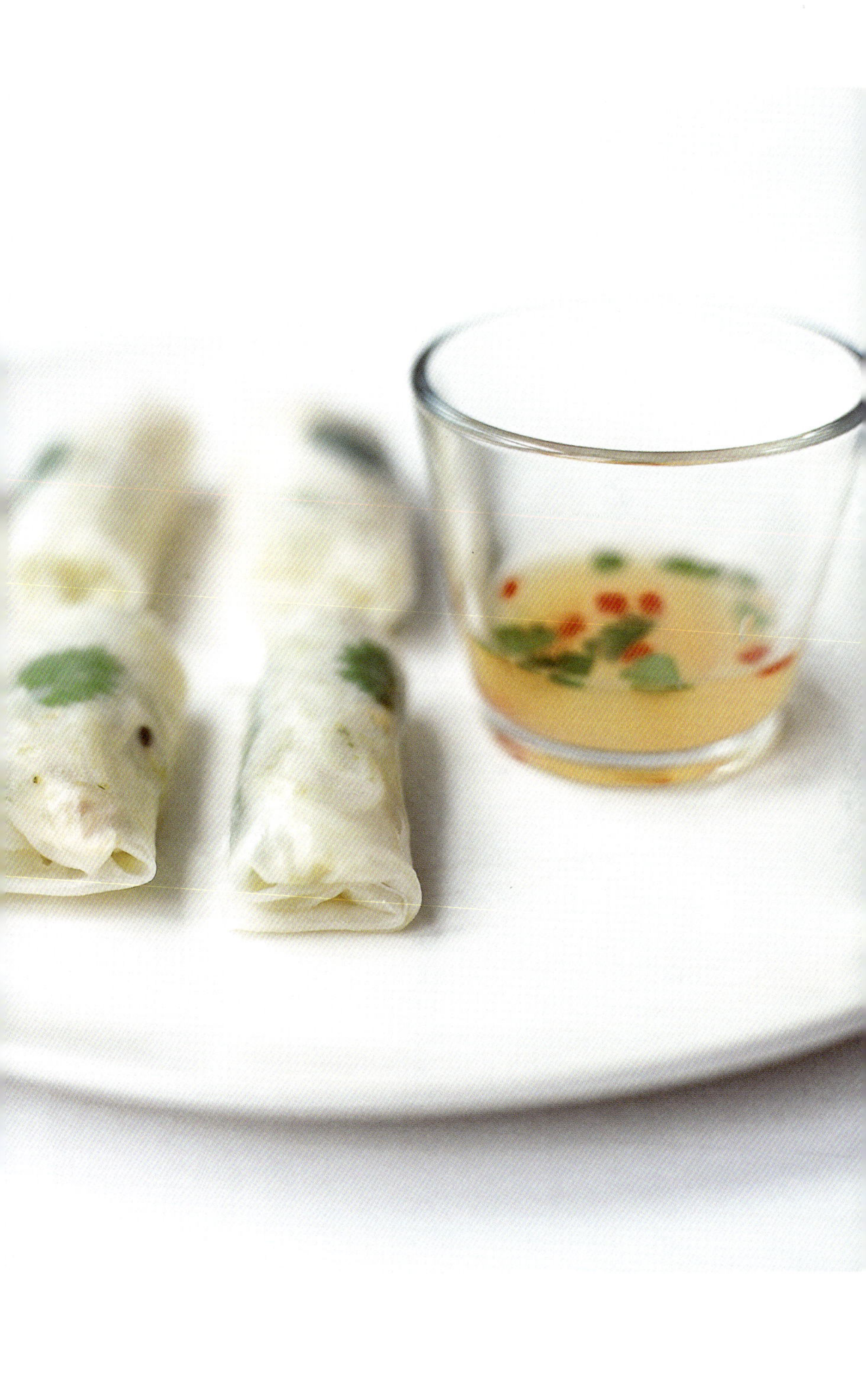

Fuente de flavonoides y minerales

Bebida de higo y frambuesa

Tiempo de preparación: 10 minutos, rinde: 4

4 higos
125g (4 ½ oz) de frambuesas
jugo de 1 limón
agua mineral o vino blanco espumoso

Licuar la fruta con el jugo de limón para formar un puré. Colocar 4 cucharadas del puré en un vaso grande. Agregar lentamente el agua mineral o el vino. Agitar.

POR PORCIÓN (con agua): 32kcals/133kJ 1.2 proteínas 6.7g carbohidratos 1.6g fibra 0.3g grasa total 0.1g grasa saturada 169mg potasio 30mg calcio 7% energía de grasa 2% energía de grasa saturada 79% energía de carbohidratos

Bebida refrescante con antioxidantes y flavonoides

Té de menta

Tiempo de preparación: 10 minutos, tiempo de refrigeración: 1 hora rinde: 2

1 cucharadita de té earl grey* o lapsang*
3 ramitos de menta, 1 para decorar
1 cucharada de azúcar moscabado
jugo de 1 limón, y rebanadas para decorar

Colocar el té en una tetera o jarra. Agregar 1 litro de agua hirviendo, mezclar y dejar que se infusione unos minutos con la menta y el azúcar. Retirar el té y dejar enfriar, refrigerar. Agregar el jugo de limón, colar y servir en una jarra con menta y decorar con las rebanadas de limón.

*Estos ingredientes se consiguen en tiendas gourmet o especializadas

POR PORCIÓN: 19kcals/78kJ 10g carbohidratos 0g grasa total

Fuente de vitamina C, E, folato, potasio y calcio

Smoothie de fresa y soya

Tiempo de preparación: 10 minutos, rinde: 2

400g (14oz) de fresas, sin rabo
250ml (8oz) de leche de soya
4 cucharaditas de extracto de vainilla (no esencia)
2 cucharadas de miel de maple

Licuar las fresas y la leche de soya. Agregar el extracto de vainilla y la miel de maple y mezclar. Servir en vasos fríos grandes.

POR PORCIÓN: 141kcals/590kJ 6g proteínas 23.3 carbohidratos 2.2g fibra 2.6g grasa total 0.5g grasa saturada 17% energía de grasa 3% energía de grasa saturada 62% energía de carbohidratos

Fuente de beta-caroteno, folato, minerales y fibra

Jugo de zanahoria y betabel

Tiempo de preparación: 10 minutos, rinde: 4

400g (14oz) de zanahorias, peladas
200g (7oz) de betabel, crudo o ligeramente cocido, pelado

Pasar las verduras por el extractor de jugos y beber de inmediato. Es una excelente manera de obtener una dosis de antioxidantes y beta-caroteno (vitamina A)

POR PORCIÓN: 58kcals/242kJ 1.8g proteínas 12.7g carbohidratos 3.4g fibra 0.4g grasa total 0.1g grasa saturada 5.4% energía de grasa 1.5 energía de grasa saturada 82% energía de carbohidratos

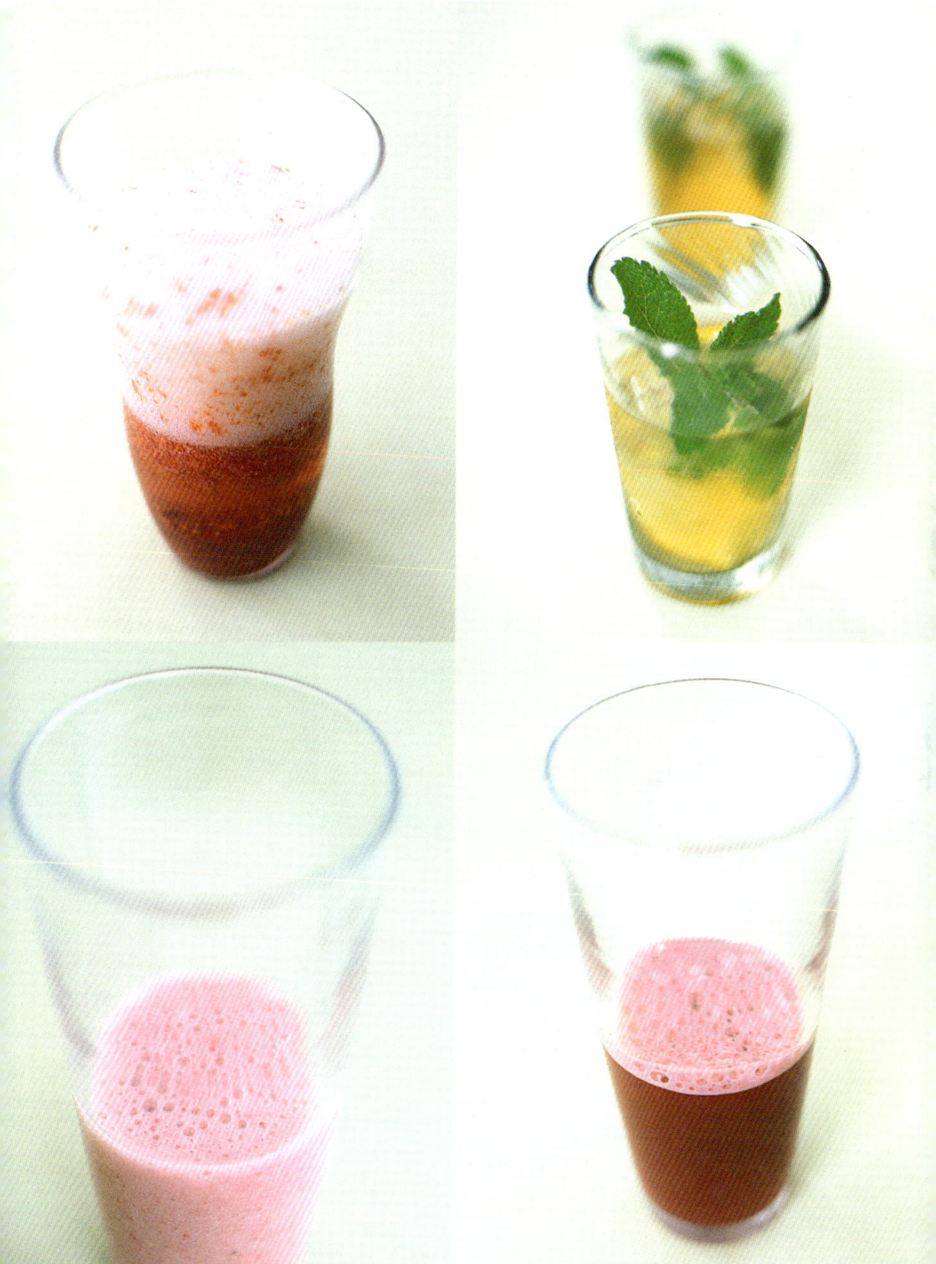

Fuente rica en ácidos grasos omega-3, potasio, vitaminas B y vitamina E. Fuente de vitaminas A y C, hierro, calcio y otros minerales

Salmón asado con pepino, jengibre y chile

Tiempo de preparación: 30 minutos, tiempo para marinar: 30 minutos, tiempo de cocción: 10 minutos, porciones: 6

6 porciones de 200g (7oz) de salmón, sin piel y sin hueso
3 cucharadas de salsa de soya
3 cucharadas de mirin* o sherry*
2 pepinos medianos, pelados
1 chile rojo grande, en rebanadas delgadas
1 cucharadita de jengibre, rallado
4 cucharadas de vinagre de arroz o vinagre de vino blanco
1 cucharada de azúcar refinada
2 cucharadas de cilantro, picado
1.3kg (2lb 14 ¾ oz) de papas de cambray, cocidas
verduras al vapor para acompañar

Colocar el salmón en un recipiente con base plana. Mezclar la soya y el mirin y verter sobre el salmón, tapar y marinar por 30 minutos o hasta 24 horas. Partir el pepino en mitades a lo largo y quitar las semillas, cortarlo en rebanadas delgadas y colocarlas entre toallas de papel para secarlas de 5 a 10 minutos. Colocar las rebanadas de pepino en un bowl junto con el chile, el vinagre, el jengibre y el azúcar. Mezclar bien y sazonar al gusto. Dejar reposar durante 3 horas máximo para que absorba el sabor (si se deja más tiempo se pone pastoso y aguado).

Precalentar el horno a 200°C/400°F. Colocar el salmón en una charola para horno precalentada cubierta con papel aluminio, bañar con la marinada y cocer por 10 minutos o hasta que esté cocido y húmedo por dentro. Justo antes de servir, añadir la mitad del cilantro a la mezcla del pepino. En cada plato poner el salmón entero o en trozos, colocar encima la mezcla del pepino y espolvorear el resto del cilantro. Acompañar con papas y verduras al vapor.

* Estos ingredientes se consiguen en tiendas gourmet o especializadas.

POR PORCIÓN: 574kcals/2398kJ 45.4g proteínas 47g carbohidratos 3.5g fibra 22.9g grasa total 4g grasa saturada 1590mg potasio 8mcg vitamina B12 2.2mg vitamina B6 35% energía de grasa 6% energía de grasa saturada 31% energía de carbohidratos

Aunque contiene más grasa total que el pescado blanco, el salmón tiene altos niveles de ácidos grasos omega-3, las poli no-saturadas que reducen el riesgo de coágulos sanguíneos. Es fuente de potasio –el mineral que contribuye a mantener bajos niveles de presión sanguínea. Contiene varias vitaminas B. Los chiles frescos son fuente de vitamina C antioxidante. El pepino pertenece a la misma familia que las calabazas y sandías, tiene un alto contenido de agua (aprox 96%), es crujiente, refrescante y bajo en calorías. Otra opción es servir el salmón con arroz integral y verduras de hoja verde para obtener más folato, fibra y flavonoides.

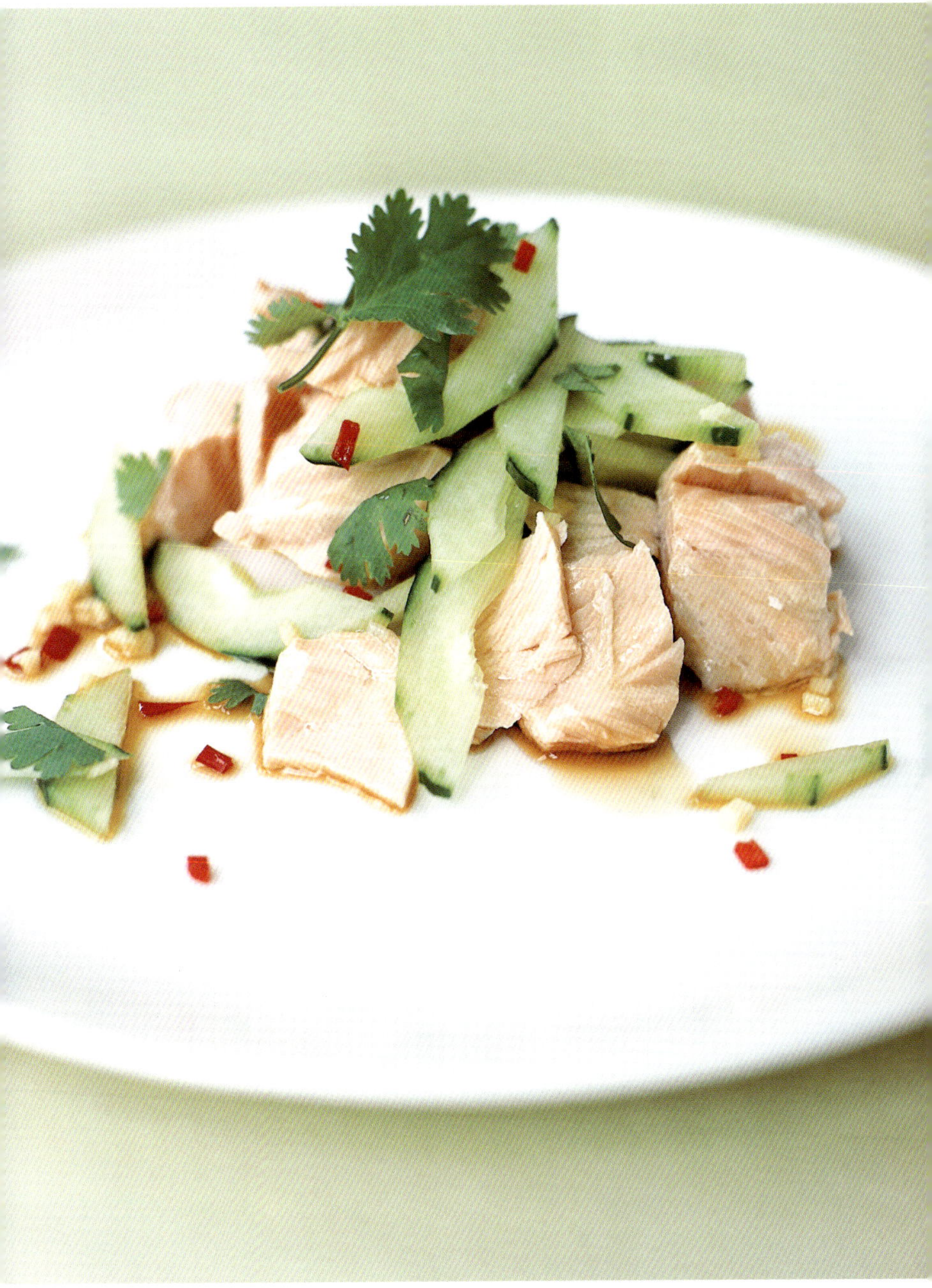

Fuente rica en beta-caroteno (vitamina A), vitaminas C y E, folato y calcio. Fuente de hierro y niacina

Tofu stir fried con verduras

Tiempo de preparación: 30 minutos, tiempo para marinar: 1 hora, tiempo de cocción: 15 minutos, porciones: 4

285g (10oz) de tofu fresco
50g (1 ¾ oz) de jengibre, pelado y finamente picado
2 dientes de ajo, finamente picados
4 cucharadas de salsa de soya
4 cucharadas de mirin o vermouth blanco
2 cucharadas de aceite de girasol
1 cucharada de aceite de ajonjolí (sustituir con aceite de girasol)
200g (7oz) de espárragos delgados y largos o ejotes, en mitades (cortar en forma transversal si están muy gruesos)
2 pimientos rojos pequeños, sin semillas, en cuartos y en rebanadas delgadas
1 cucharada de ajonjolí
2 cucharadas de cilantro, picado
250g (8 ¾ oz) de arroz integral

Colocar el tofu entre toallas de papel durante 5 minutos para secarlo. Cortarlo en trozos de 2.5cm (1in). Combinarlo en un recipiente con el jengibre, la soya el ajo y el mirin. Tapar y marinar de 1 a 8 horas. Antes de cocinar, sacar el tofu de la marinada y secar en toallas de papel.

Calentar el aceite de girasol en un wok y freír el tofu moviendo constantemente hasta que tome color dorado parejo. Colocar en toallas de papel para quitar el exceso de grasa. Lavar el wok y colocarlo al fuego para secarlo. Colocar el aceite de ajonjolí y cocer a fuego alto y freír los espárragos y el pimiento durante 3 minutos hasta que estén crujientes. Añadir el ajonjolí y cocer por 1 minuto. Añadir la marinada y dejar que suelte el hervor durante otro minuto. Agregar el tofu y el cilantro en el último minuto y servir de inmediato con arroz.

POR PORCIÓN: 425kcals/ 1779kJ 13.7g proteínas 58.6g carbohidratos 3.6g fibra 14.9g grasa total 2.2g grasa saturada 540mcg vitamina A 119mg vitamina C 424mg calcio 31% energía de grasa 5% energía de grasas saturadas 52% energía de carbohidratos

El tofu es rico en proteínas, muy bajo en grasa y fuente de hierro y calcio, es un buen sustituto para la carne. Incluir soya en una dieta baja en grasa ayuda a bajar el colesterol de la sangre. El pimiento proporciona vitamina C antioxidante y beta-caroteno.

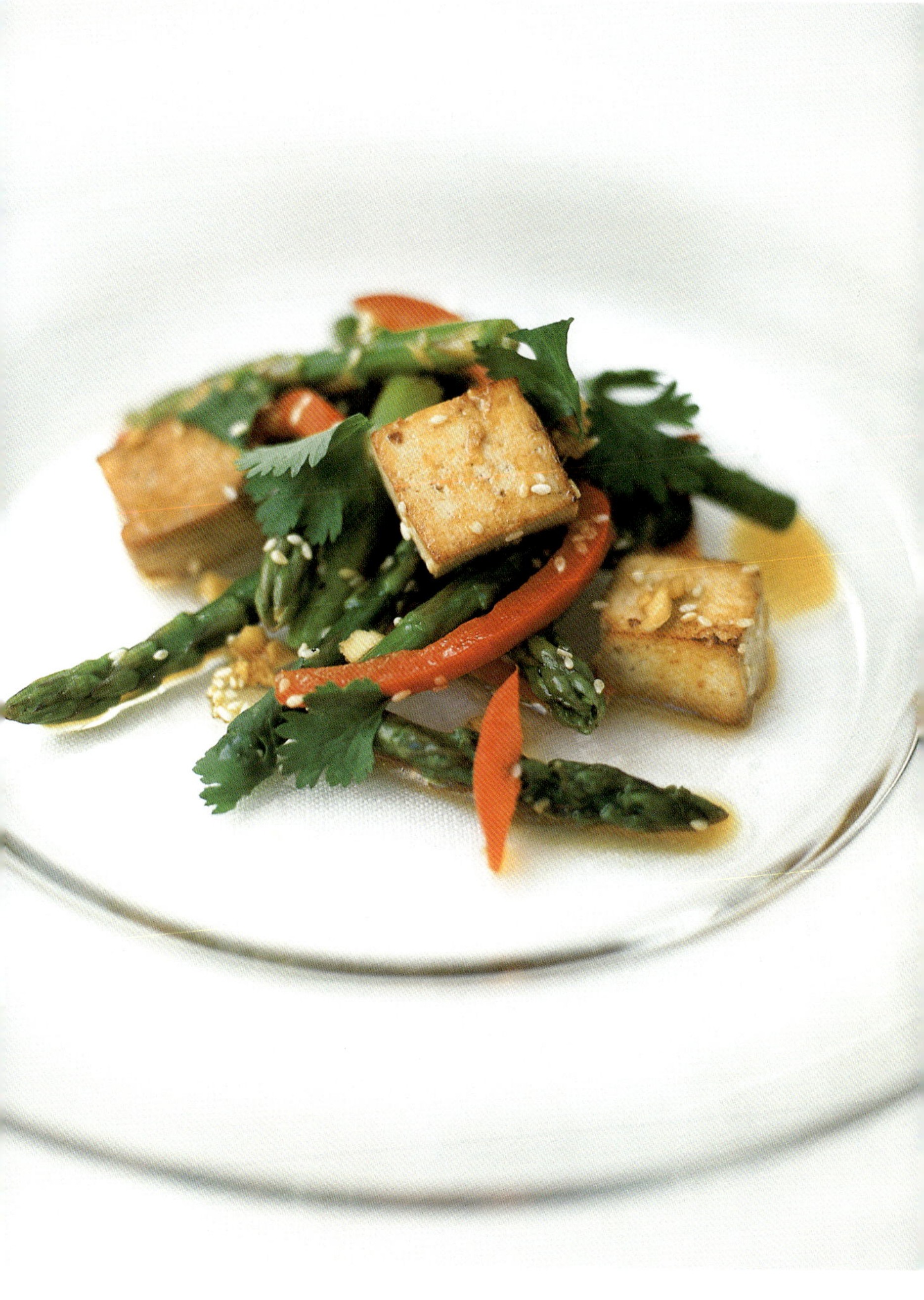

Fuente de ácidos grasos omega-3, vitaminas A, D y vitaminas B y minerales. Proporciona hierro, calcio y vitamina E

Rollo de atún

Tiempo de preparación: 45 minutos, tiempo de cocción: 5 minutos, porciones: 4

4 filetes de atún de 150g (5oz c/u) y de 5cm de grosor
2 cucharadas de aceite de oliva extra virgen
30g (1oz) de piñones
200g (7oz) de hojas de espinaca, en trozos
100g de aceitunas negras, sin hueso y picadas
25g (1oz) de grosellas, remojadas en agua tibia por 10 minutos
1 manojo chico de perejil de hoja lisa, picado
5 cucharadas de pan molido
sal y pimienta
1 lima cortada en cuartos, para servir
400g (14oz) de couscous cocido, para servir

Colocar los filetes de atún entre hojas de papel encerado y refrigerar.
Precalentar el horno a 200°C/400°F. Para hacer el relleno calentar el aceite en un sartén y freír a fuego medio la cebolla y los piñones hasta que la cebolla está suave y los piñones ligeramente dorados. Agregar las espinacas, cocinar hasta que esté suave. Sazonar con sal y pimienta, añadir las aceitunas, las grosellas, el perejil y 2 cucharadas del pan molido, mezclar. Verificar la sazón. Esta mezcla puede prepararse antes y mantenerse en el refrigerador.

Dejar el papel encerado de debajo de los filetes para enrollarlos con facilidad. Dividir el relleno y colocarlo en cada filete. Hacer los rollos y revolcarlos en el resto del pan molido. Verter un poco de aceite de oliva sobre una charola para horno, colocar los rollos con los bordes hacia abajo para evitar que se salga el relleno mientras se hornea. Hornear por 5 minutos o hasta que el atún esté tierno.

Nota: Otra opción es asar el rollo en la parrilla. Servir caliente o a temperatura ambiente con unas gotas de lima, acompañar de couscous y ensalada.

POR PORCIÓN: 333kcals/2770kJ 46.6 proteínas 73.1 carbohidratos 3.3g fibra 22.2g de grasa total 3.3g grasa saturada 359mcg vitamina A 10.8mcg vitamina D 6mcg vitamina B12 30% energía de grasa 5% energía de grasa saturada 41% energía de carbohidratos

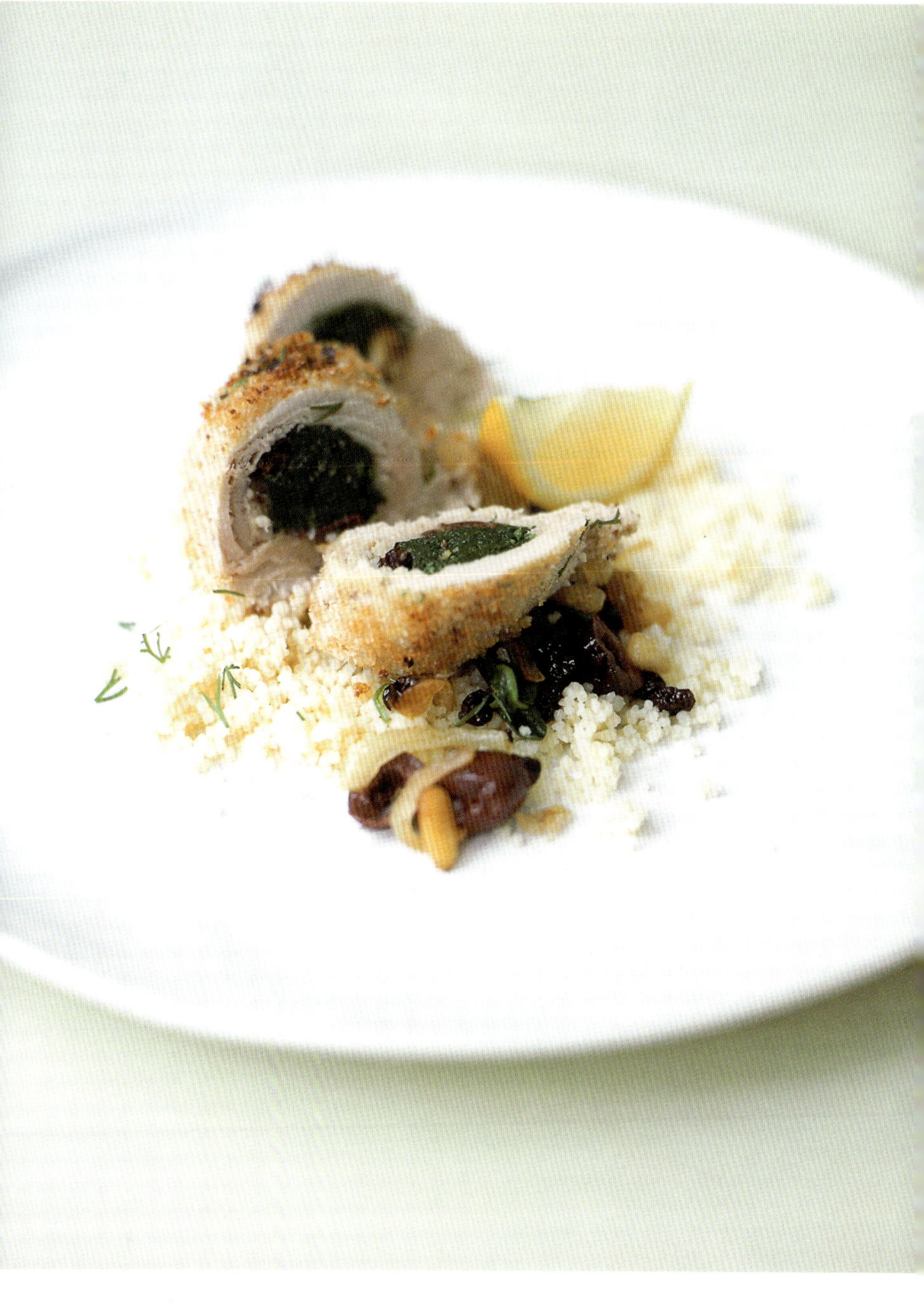

Fuente de ácidos grasos omega-3, vitaminas B y vitamina D y E. Contiene minerales (calcio, hierro, zinc, selenio) y vitamina C

Pasta con sardinas

Tiempo de preparación: 30 minutos, tiempo de cocción: 20 minutos, porciones: 4

500g (1lb 1 ½ lb) de sardinas frescas, limpias y fileteadas
2 cucharadas copeteadas de pan molido, grueso
2 dientes de ajo, finamente picados
½ chile rojo grande, sin semillas (opcional)
2 cucharadas copeteadas de perejil de hoja lisa, picado
ralladura de 1 lima
ramitas de hinojo
2 cucharadas de aceite de oliva extra virgen
1 cebolla mediana, en cuartos y en rebanadas
1 hinojo chico, sin tallos, descorazonado y picado
50g (1 ¾ oz) de piñones
25g (1oz) de grosellas
jugo de 1 lima
300g (10 ½ oz) de espagueti o linguini integrales

Es un platillo siciliano tradicional. El platillo auténtico lleva sardinas frescas, pero en su lugar pueden usarse sardinas enlatadas en salmuera. Secar las sardinas en toallas de papel. En una cacerola grande calentar 1 cucharada del aceite de oliva y freír a fuego medio el pan molido, el ajo y el chile, hasta que el pan esté dorado. Reservar en un recipiente hasta que se enfríe. Agregar el perejil, la ralladura de lima y algunas hojas verdes picadas del hinojo. En una cacerola calentar 1 cucharada de aceite de oliva, agregar la cebolla, el hinojo, los piñones y las grosellas, cocinar por 15 minutos hasta que las verduras estén suaves y los piñones dorados, mover constantemente. Retirar del fuego y mantener caliente.

Si se usan sardinas frescas, hornear los filetes sobre papel encerado por 3 minutos hasta que estén firmes. Sacar del horno, agregar la mezcla de hinojo y el jugo de limón, sazonar con sal y pimienta. Si se usan sardinas enlatadas agregarlas a la cacerola cuando la mezcla de cebolla esté cocida, agregar el jugo de lima y sazonar. Esta salsa puede cocinarse con antelación.

Cocer la pasta en agua con sal hasta que esté al dente, seguir las instrucciones del fabricante. Colar y agregar la salsa caliente. Mezclar bien y servir, espolvorear el pan molido.

POR PORCIÓN: 570kcals/2380 kJ 27.3g proteínas 69.6g carbohidratos 7.8g fibra (con pasta integral) 22.2 grasa total 3.4g grasa saturada 6.9mcg vitamina D 2.6mg vitamina E 6.8mcg vitamina B12 5.6mg hierro 35% energía de grasa 5% energía de grasa saturada 46% energía de carbohidratos

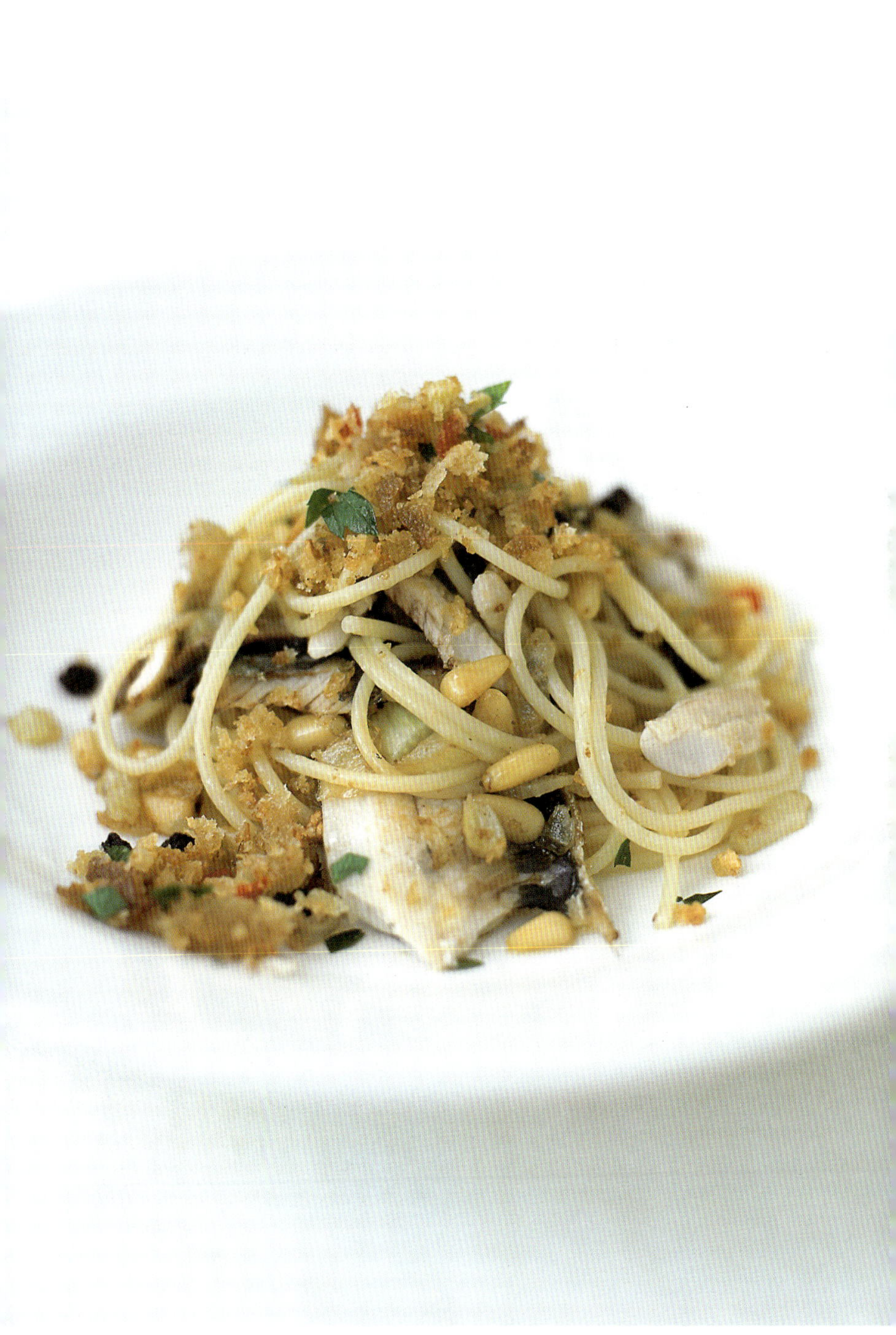

Fuente de energía de carbohidratos, fibra, vitamina A y vitaminas B; también de hierro, calcio y otros minerales, vitaminas E y D

Estofado de cordero y cebada

Tiempo de preparación: 15 minutos, tiempo de cocción: 1 ½ horas, porciones: 4

1 cebolla mediana, a la mitad y en 8 trozos
400g (14oz) de chirivias, peladas y en trozos grandes
400g (14oz) de zanahorias, peladas y en trozos grandes
3 ramitos de salvia o romero, picados
2 dientes de ajo grandes, picados
50g (1 ¾ oz) de cebada perlada
2 cucharaditas de maicena
150ml (5oz) de vino tinto o cerveza fuerte
750ml (1 ¼ pintas) de caldo de cordero o de pollo
4 chuletas de cordero magras o 300g (10 ½ oz) de cuello de cordero, en trozos
Guarnición:
2 cucharadas de perejil de hoja lisa, picado
500g (1lb 1½ oz) de papas de cambray, cocidas

Precalentar el horno a 180°C/350°F. En una cacerola grande colocar la cebolla, la chirivia, las zanahorias, la salvia, el ajo y la cebada. Formar una pasta ligera con la maicena y el vino o cerveza, verter sobre las verduras y encima colocar la carne, sazonar con sal y pimienta. Añadir el caldo. Calentar el estofado a que suelte el primer hervor, tapar y hornear de 1 ½ a 2 horas.

Después de la primera hora verificar que esté hirviendo lentamente, no revolver, hornear hasta que la cebada esté suave y la carne tierna. Dejar reposar mínimo 15 minutos o hasta toda la noche para que el almidón de la cebada espese el estofado. Servir caliente y espolvorear con perejil picado, acompañar con las papas.

POR PORCIÓN: 440kcals/1840kJ 20.7g proteínas 58g carbohidratos 9g fibra 12.8g grasa total 5.2g grasa saturada 1372mcg vitamina A 39mcg vitamina C 9.8mg niacina 26% energía de grasa 11% energía de grasa saturada 49% energía de carbohidratos

Se considera al cordero como carne "grasosa," pero un filete extramagro contiene sólo 7% de grasa. Además de proporcionar fibra soluble, las zanahorias y las chirivias dan grandes cantidades de los antioxidantes beta-caroteno (vitamina A) y vitamina C. El vino tinto no sólo da un rico sabor, sino que proporciona flavonoides antioxidantes. La cebada da carbohidratos y poca grasa, es ideal para añadirla a guisos y estofados, es una manera de aumentar el balance de nutrientes al aumentar el contenido de carbohidratos y mantener baja la grasa.

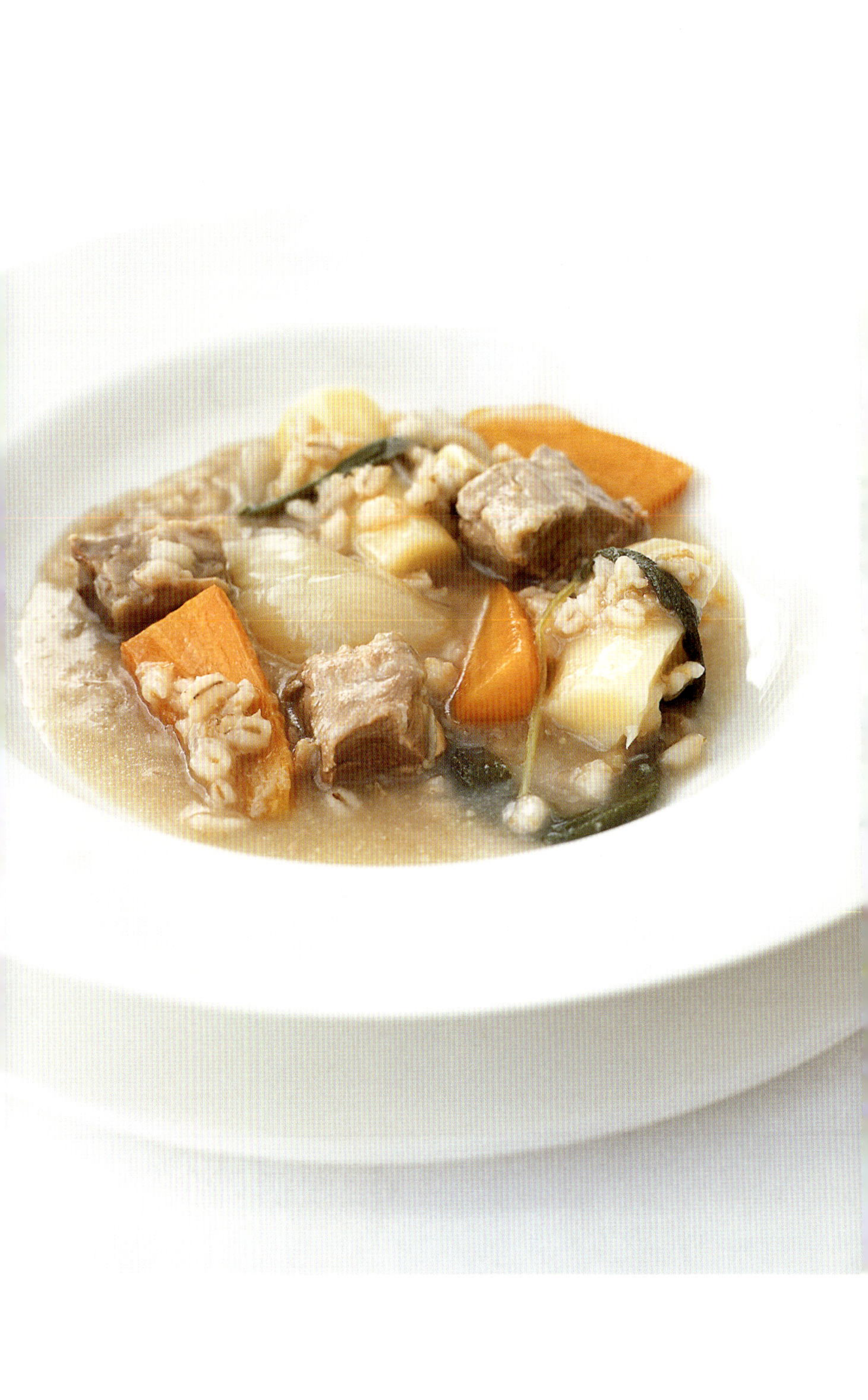

Fuente de beta-caroteno (vitamina A) y vitaminas B. Contiene vitaminas E, D y C, hierro, calcio y otros minerales

Pad thai con filete de cerdo

Tiempo de preparación: 30 minutos, tiempo de cocción: 5 minutos, porciones: 4

300g (10 ½ oz) de fideo de arroz seco
100g (3 ½ oz) de cacahuates tostados
3 cucharadas de aceite de girasol
250g (8 ¾ oz) filete o tenderloin de cerdo, en tiras delgadas
4 cebolletas, en rebanadas delgadas
2 huevos
200g (7oz) de zanahorias, peladas y ralladas
100g (3 ½ oz) de vainas de chícharos, en rebanadas delgadas
100g (3 ½ oz) de germen de frijol
4 cucharadas de salsa de pescado
1 cucharada de salsa de chile
4 cucharaditas de pasta de tamarindo (o 4 cucharadas de jugo de limón)
4 cucharadas de cilantro, picado
1 cucharada de azúcar morena
1 limón para decorar

Remojar el fideo en agua hirviendo durante 3 minutos o hasta que esté suave. Colar, pasar por agua fría, y remojar en un recipiente con un poco de agua fría para evitar que se pegue (no más de una hora). Moler los cacahuates en un procesador de alimentos. Calentar el aceite de girasol en un wok, freír revolviendo el cerdo a fuego alto hasta que esté firme. Agregar la cebolleta y cocer un minuto más. Agregar los huevos y revolver cuando estén cocidos, añadir la zanahoria, las vainas de chícharo, el germen y el cacahuate y revolver un minuto más. Reducir el fuego y agregar la salsa de pescado, el chile y el tamarindo y después los fideos en tandas para que no se pegue. Espolvorear el cilantro (reservar un poco para decorar) y el azúcar, revolver para incorporar. Servir de inmediato con el cilantro reservado y una rodaja de limón.

POR PORCIÓN: 709kcals/2965kJ 30g proteínas 83.6g carbohidratos 3.9g fibra 27.7g de grasa total 4.4g grasa saturada 775mcg vitamina A 0.9mc tiamina 100mg calcio 35% energía de grasa 6% energía de grasa saturada 44% energía de carbohidratos

Los cortes magros de cerdo contienen 4% de grasa y son ideales para una dieta baja en grasa. En buena fuente de tiamina (vitamina B1) y hierro. Este platillo es cocido a fuego alto y con poco aceite, lo cual mantiene muy bajos los niveles de grasa y mantiene los nutrientes. Las zanahorias aportan los antioxidantes beta-caroteno (vitamina A) y vitamina C. Los fideos de arroz se fabrican con harina de arroz y son fuente de carbohidratos bajos en grasa.

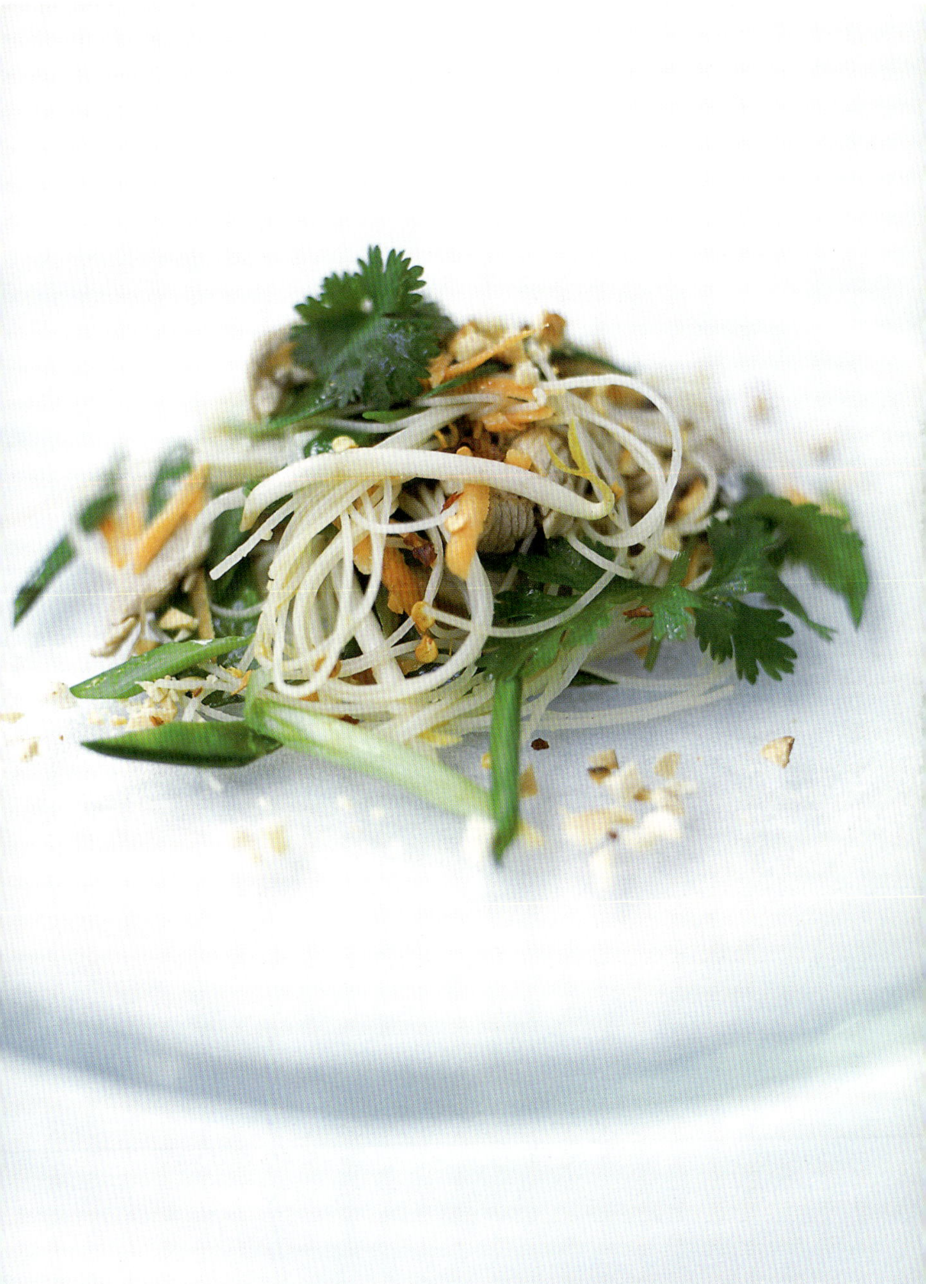

Fuente de energía de carbohidratos, proteínas magras, beta-caroteno (vitamina A), vitamina V y vitaminas B

Sopa de fideo saba con carne

Tiempo de preparación: 30 minutos, tiempo de cocción: 15 minutos, porciones: 4

75g (2 ½ oz) de zanahorias, peladas y en rebanadas delgadas
12 hongos shitake, en cuartos o en mitades, depende del tamaño
2 cebolletas, rebanadas
100g (3 ½ oz) de vainas de chícharos, en mitades
12 ramitos de berro u hojas pequeñas de espinaca
250g (8 ¾ oz) de fideo soba (o fideos de arroz o integrales)
250g (8 ¾ oz) de filete de res, magro
16 ramitos de cilantro
600ml (22oz) de caldo de res o de pollo
1 pizca de cinco especias chinas* o 1 cucharadita de salsa hoisin*
4 cucharadas de mirin o sherry
4 cucharadas de salsa de soya oscura
50g (1 ¾ oz) de germen de frijol
1 chile rojo o ½ chile rojo grande
1 limón para decorar

Cocinar el fideo en una cacerola con agua y un poco de sal durante 5 minutos o hasta que esté suave. Colar y pasar por agua fría quitando todo el almidón posible. El fideo soba es muy delicado pues se rompe con facilidad. Reservar en un recipiente con agua para que no se pegue. Calentar la parrilla, untar un poco de aceite para evitar que se pegue, asar por 2 minutos por lado si se quiere término rojo, no debe cocerse mucho. Reservar durante 10 minutos antes de rebanar. Dejar que el caldo suelte el hervor y sazonar con las cinco especias, el mirin y la soya. Agregar las zanahorias y los hongos, dejar que suelte el hervor. Aparte remojar el fideo en agua caliente, colar y servir en 4 platos soperos. Cuando el caldo vuelva a hervir, agregar las cebolletas, las vainas de chícharo y los berros. Retirar del fuego y repartir entre los 4 platos. Verter el caldo y decorar con el germen de frijol, el cilantro y el chile. Exprimir un poco de limón.

* Estos ingredientes se consiguen en tiendas gourmet o especializadas.

POR PORCIÓN: 365kcals/1504kJ 20g proteínas 56.9g carbohidratos 1.3g fibra 4.4g grasa total 1.8g grasa saturada 351mcg vitamina A 36.4mg vitamina C 11% energía de grasa 4% energía de grasa saturada 58% energía de carbohidratos

Más de la mitad de las calorías proviene de carbohidratos de almidón y sólo el 11% de grasa. Contiene todos los antioxidantes importantes y otras sustancias protectoras debido a las verduras. Cocer rápidamente las verduras y usar el agua de cocción como caldo retiene más nutrientes. El filete magro de res es fuente de proteínas, da hierro y vitaminas B. Los fideos son fuente baja en grasa de carbohidratos.

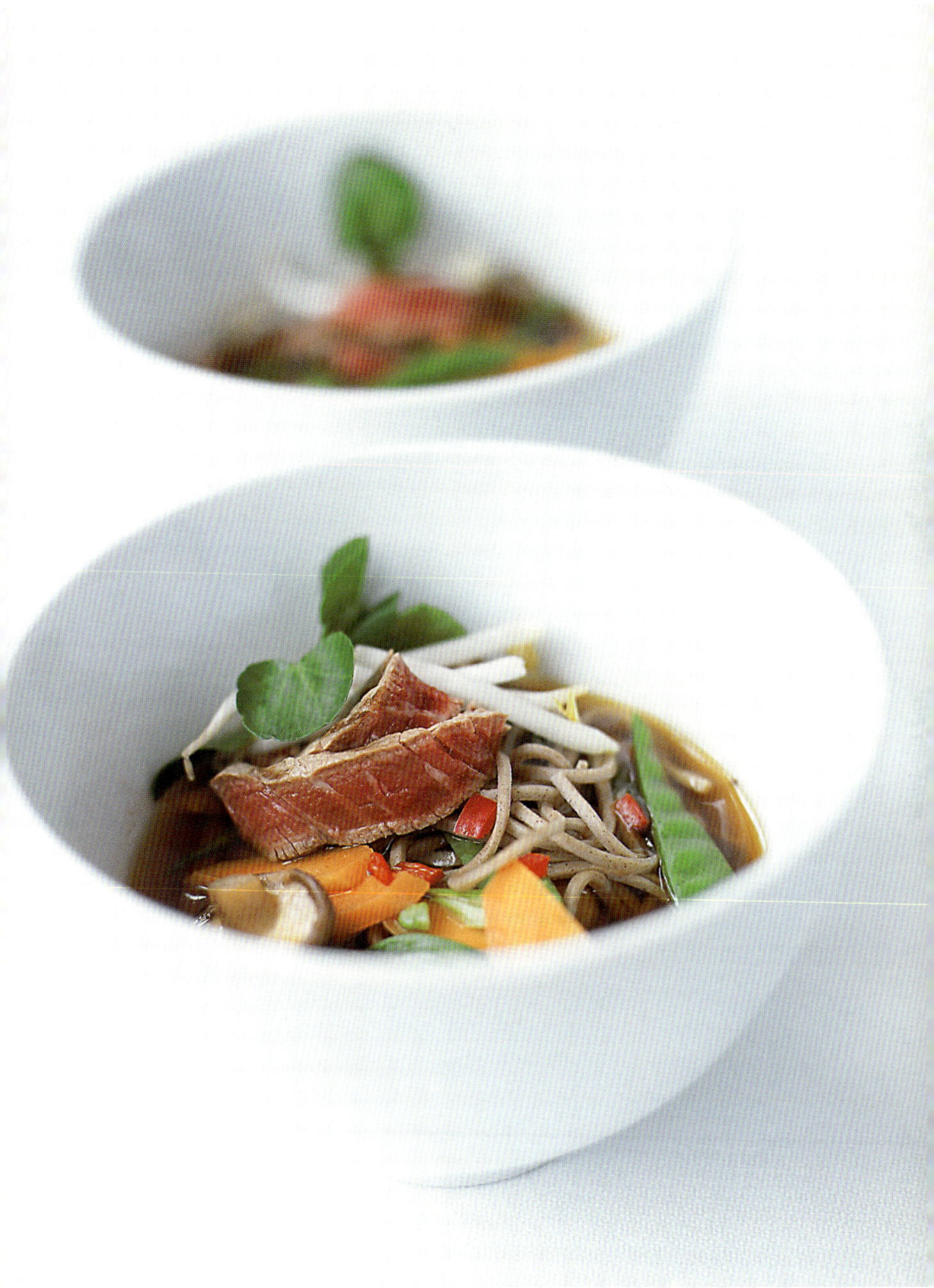

Rico en carbohidratos, contiene vitaminas B, hierro y calcio y vitaminas A, D y E

Kedgeree

Tiempo de preparación: 10 minutos, tiempo de cocción: 45 minutos, porciones: 4

200g (7oz) de arroz integral basmati, cocido con un poco de azafrán (opcional)
50ml (2oz) de aceite de girasol
1 cebolla mediana, finamente picada
2 cucharaditas de pasta de curry
300g (10oz) de abadejo ahumado, limpio y sin piel, en rebanadas delgadas
2 huevos, cocidos y en cuartos
2 cucharadas de cilantro, picado
sal y pimienta al gusto
Guarnición:
Rebanadas de lima y pan tostado

En una cacerola mediana calentar el aceite, agregar al cebolla y cocer a fuego medio durante 10 minutos hasta que esté suave y transparente. Añadir la pasta de curry y cocer dos minutos más.

Agregar el pescado a la pasta de curry y mover ocasionalmente para que no se rompa. Cocinar hasta que el pescado esté tierno y reservar.

Agregar el arroz caliente a la mezcla anterior junto con el huevo y la mitad del cilantro, revolver un poco. Calentar si es necesario. Servir con el resto del cilantro, una rebanada de lima y el pan tostado.

Nota: El abadejo ahumado puede sustituirse por abadejo fresco o salmón ahumado.

POR PORCIÓN: 464kcals/1941kJ 25.1g proteínas 58.9g carbohidratos 3.5g fibra 16.1g grasa total 2.4g grasa saturada 0.5mg tiamina 2.3mcg vitamina B12 12.5mg niacina 31% energía de grasa 5% energía de grasa saturada 48% energía de carbohidratos

La combinación de pescado magro con arroz integral es una comida baja en grasa con nutrientes. Los huevos proporcionan vitamina D liposoluble y las vitaminas A y E antioxidantes. No te preocupes por el colesterol de las yemas –el colesterol de los alimentos tiene poco efecto sobre los niveles de colesterol en la sangre. Aunque puede usarse arroz blanco, el arroz integral es más rico en fibra y vitaminas B. Las vitaminas B son esenciales para el corazón sano, algunas funcionan con folato para disminuir los niveles de homocisteína, la cual en niveles altos aumenta el riesgo de enfermedades cardiacas.

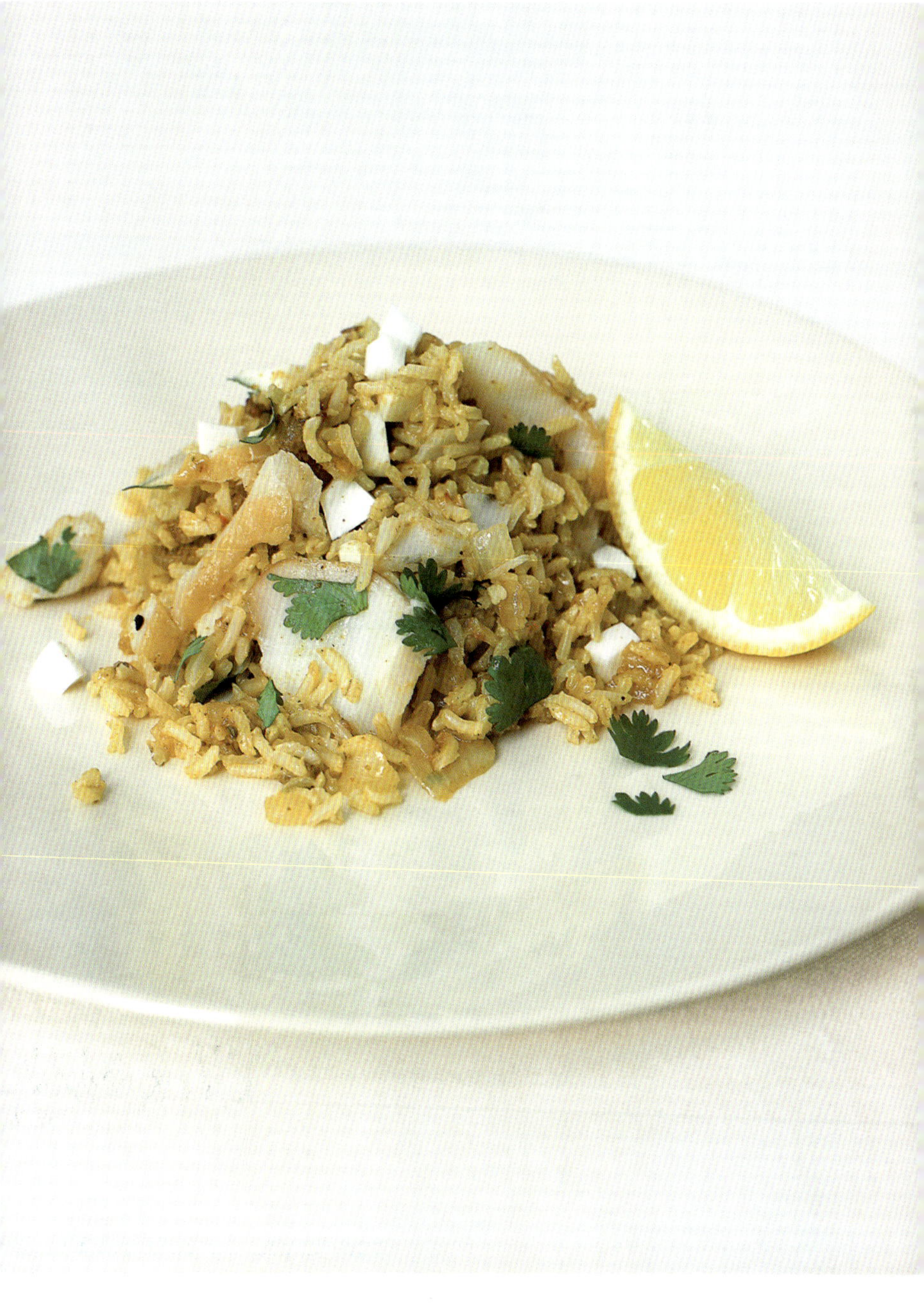

Fuente de vitaminas A, C y E, folato, vitaminas B, hierro, calcio y otros minerales

Pollo asado con hinojo y orégano

Tiempo de preparación: 15 minutos, tiempo para marinar: 2 horas/toda la noche, tiempo de cocción: 30 minutos, porciones: 4

Marinada:
2 cucharadas de aceite de oliva extra virgen
2 cucharadas copeteadas de mostaza, suave
jugo de 2 limas
3 dientes de ajo, rebanados
3 cucharadas copeteadas de orégano, fresco o seco
6 muslos de pollo, sin piel y deshuesados, en mitades
2 bulbos grandes de hinojo, en mitades y en rebanadas delgadas
sal y pimienta al gusto
1 cucharada de aceite de oliva extra virgen
1 manojo chico de perejil de hoja lisa, picado
1kg (2lb 3oz) de papas de cambray, cocidas
450g (1lb) de brócoli, al vapor

Mezclar los ingredientes de la marinada en un bowl grande. Agregar el pollo y el hinojo, sazonar con pimienta. Tapar y refrigerar por 2 horas o toda la noche. Sacar del refrigerador media hora antes de cocinar.

Precalentar el horno a 200ºC/400ºF y una charola para horno forrada con papel aluminio, engrasarla con una cucharada de aceite de oliva. Colocar el pollo y el hinojo, separados para que se asen. Hornear durante 30 minutos, voltear el pollo y el hinojo después de 20 minutos para que se doren por ambos lados. Sacar del horno e incorporar la mitad del perejil. Servir en un platón, espolvorear el resto del perejil y acompañar con verduras al vapor o ensalada.

POR PORCIÓN: 440kcals/1849kJ 27.4g proteínas 47.6g carbohidratos 6.4g fibra 16.9g grasa total 3.5g grasa saturada 162mcg vitamina A 92mg vitamina C 35% energía de grasa 7% energía de grasa saturada 41% energía de carbohidratos

El pollo es bajo en grasa (y bajo en grasa saturada) y fuente de proteínas y vitaminas B. Debido a que casi toda al grasa está debajo de la piel, la mejor manera de reducir los niveles de grasa es quitar la piel antes de cocinarlo. Las hierbas como el perejil dan más sabor sin grasa y proporcionan vitaminas A y C antioxidantes y folato. Para obtener un balance adecuado de nutrientes, es importante servir alimentos ricos en proteínas con otros que contengan carbohidratos de almidón, como las papas y muchas verduras y así, la mayoría de las calorías provienen de carbohidratos y no de grasa.

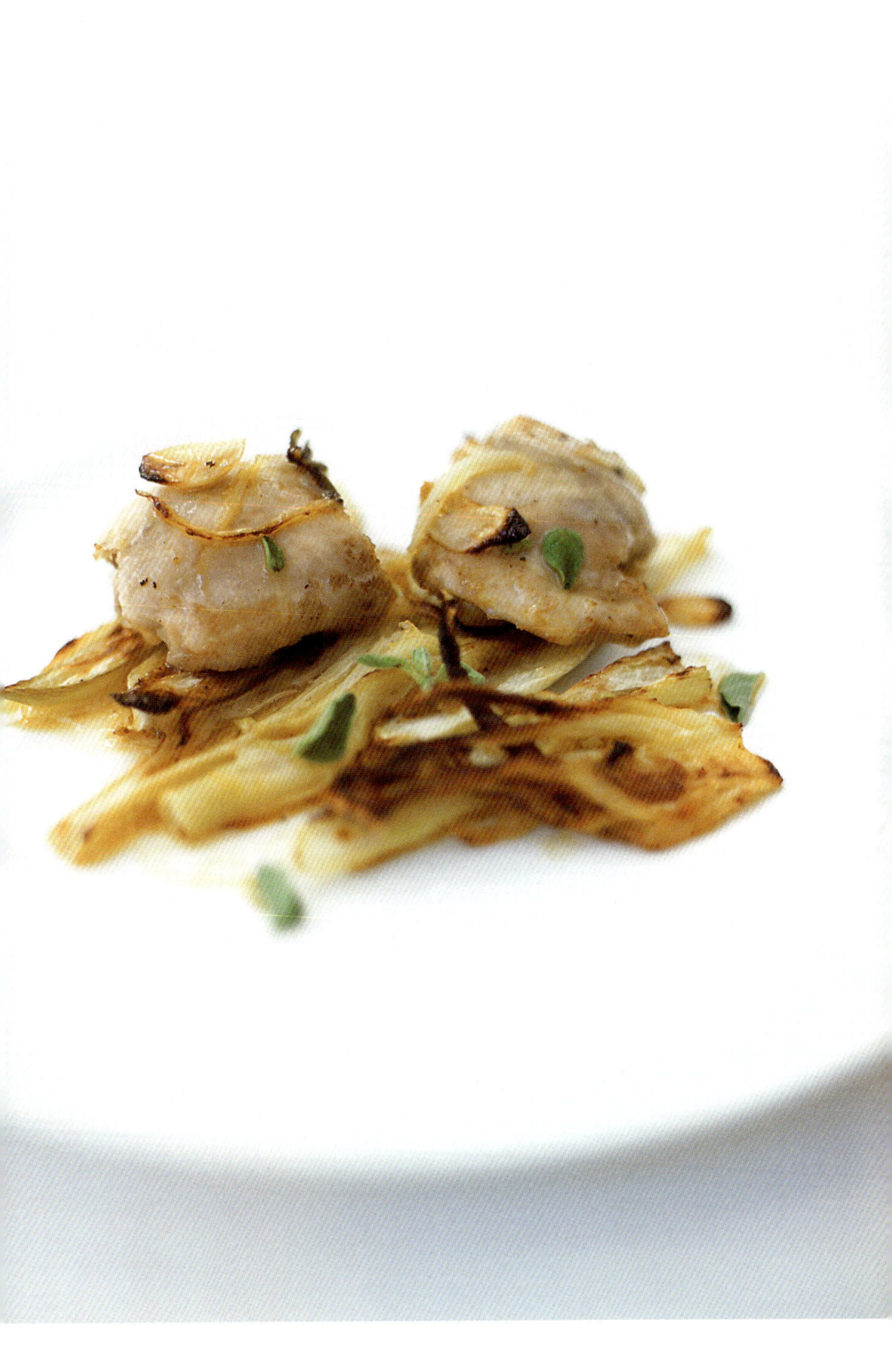

Fuente rica en minerales, vitaminas B, hierro, vitaminas A, C y E, y calcio

Pollo escalfado con salsa verde

Tiempo de preparación: 20 minutos, tiempo de cocción: 50 minutos, porciones: 4

1 pollo mediano (aprox 1.3kg-2lb 13 ¾ oz)
125ml (4oz) de vino blanco
1 cebolla, picada
1 zanahoria, picada
manojo de hierbas como romero, salvia o tomillo
3 dientes de ajo
Salsa verde:
50g (1 ¾ oz) de filetes de anchoas
1 cucharada de alcaparras
2 dientes de ajo
30g (1oz) de perejil de hoja lisa
15g (1/2 oz) de menta
30g (1oz) de albahaca
1 cucharada de mostaza, suave
1 cucharada de vinagre de vino blanco
3 cucharadas de aceite de oliva extra virgen, suficiente para dar consistencia espesa
sal y pimienta al gusto
Guarnición:
900g (2lb) de papas de cambray, cocidas
500g (1lb 1 ½ oz) de ejotes, cocidos

Colocar el pollo en una cacerola grande (que quepa en el fondo). Agregar el vino, las verduras y agua suficiente para cubrir las piernas del pollo. Dejar que suelte el hervor y calentar a fuego lento, tapar a la mitad y cocer por 50 minutos hasta que el pollo esté cocido. Reservar para enfriar. Sacar el pollo del caldo y colocar sobre un plato. Servir caliente o frío, sin piel, sin hueso y en rebanadas. Colar el caldo y dejar enfriar, refrigerar y usar para sopas, salsas etc.

Para hacer la salsa moler en un procesador de alimentos las anchoas, las alcaparras y el ajo. Agregar hojas de las hierbas, la mostaza, el vinagre, el aceite y sal y pimienta, mezclar. Sazonar y servir acompañado de las papas y los ejotes, bañar con la salsa.

Nota: Para mejores resultados, asegurarse de que las hierbas estén secas antes de procesarlas. La salsa puede picarse a mano. Puede usarse cualquier tipo de carne o ave escalfada o asada.

POR PORCIÓN (700g/1lb 7oz de carne de pollo escalfada, sin piel): 639kcals/2670kJ 60.9g proteínas 44.3g carbohidratos 5.7g fibra 25.5g grasa total 5.6g grasa saturada 6.2mg hierro 1432mg potasio 155mg calcio 51mg vitamina C 35% energía de grasa 9% energía de grasa saturada 26% energía de carbohidratos

El pollo sin piel es fuente baja en grasa de proteínas y vitaminas B. Las hierbas frescas de la salsa proporcionan vitamina C, y las anchoas dan grasas omega-3 y un rico sabor.

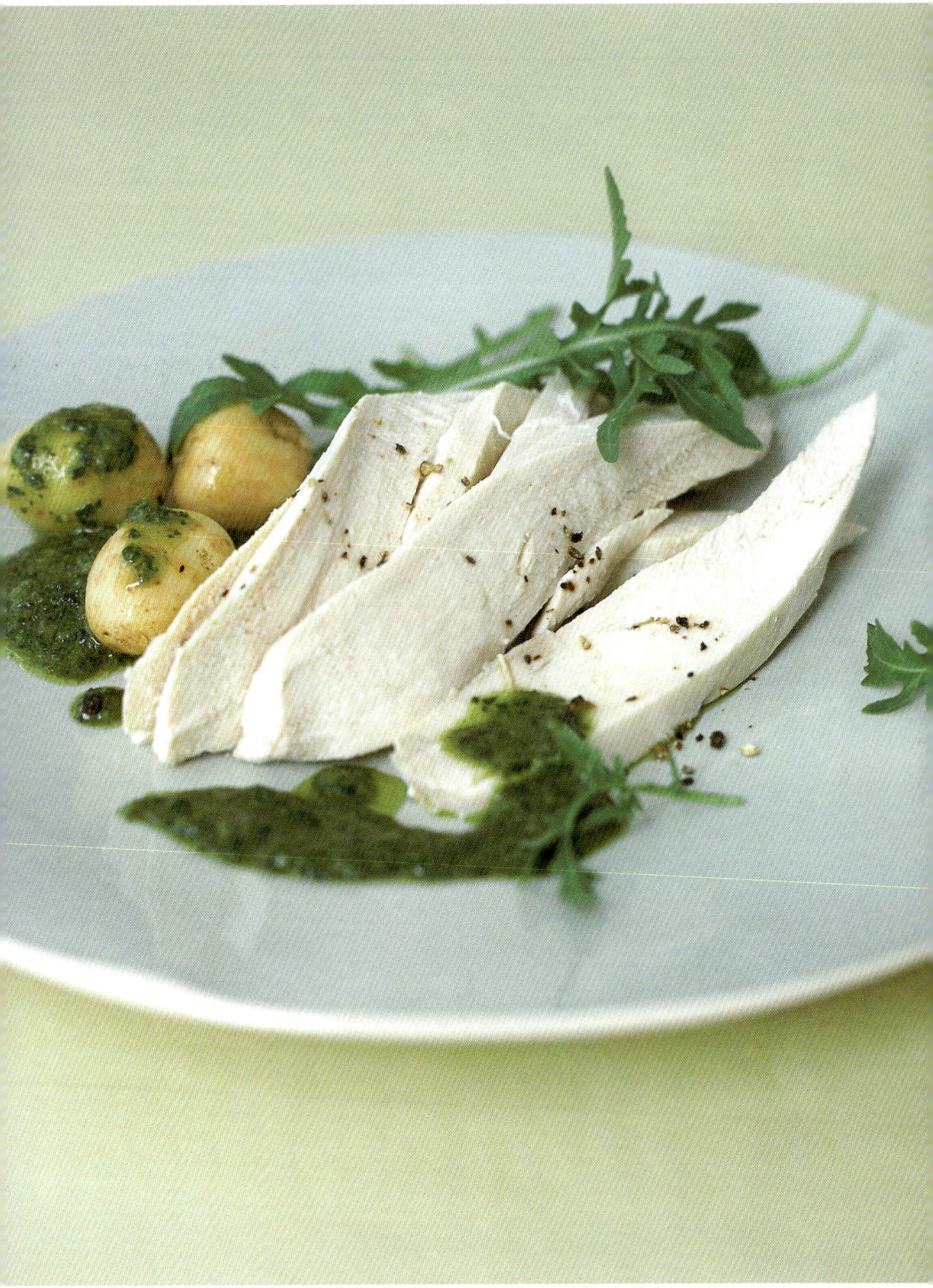

Fuente rica en carbohidratos de almidón, vitaminas A, C y E, niacina, hierro y calcio

Tabule

Tiempo de preparación: 30 minutos, tiempo para remojar: 30 minutos, porciones: 4

250g (9oz) de trigo centeno o trigo para tabule (se consigue en tiendas naturistas)
1.2litros (2 pintas) de agua hirviendo o suficiente para cubrir el trigo
50g (1 ¾ oz) de piñones tostados o almendras blanqueadas, picados
1 manojo grande de perejil de hoja lisa, picado
4 cucharadas de menta, picada
1 jitomate grande, en cubos pequeños
2 cebolletas, finamente picadas
jugo de 2 limas
1 cucharada de aceite de oliva extra virgen
sal y pimienta

En un bowl grande colocar el trigo con agua hirviendo y una pizca de sal. Dejar remojar durante 30 minutos. Colar y reservar hasta que se enfríe. Regresar el trigo al bowl, agregar las hierbas, los piñones, el jitomate y la cebolleta. Mezclar el jugo de lima con el aceite de oliva, sazonar con sal y pimienta. Agregar el aderezo al tabule. Se puede marinar durante 1 hora.

POR PORCIÓN: **349kcals/1458kJ 8.9g proteínas 50.8g carbohidratos 1.3g fibra 12.7g grasa total 1g grasa saturada 140mcg vitamina A 3mg vitamina E 5.9g hierro 33% energía de grasa 3% energía de grasa saturada 55% energía de carbohidratos**

El trigo centeno contiene menos de 2% de grasa y es rico en carbohidratos. Es fuente de hierro, fibra, vitaminas B y calcio. Aunque los piñones son ricos en grasa, la mayoría es poli no-saturada, y usados en pequeñas cantidades añaden vitamina E antioxidante, proteínas y hierro a los platillos sin carne. Evita usar piñones salados porque aumentan el contenido de sodio, y la alta ingesta de sodio se asocia con el aumento de la presión sanguínea.

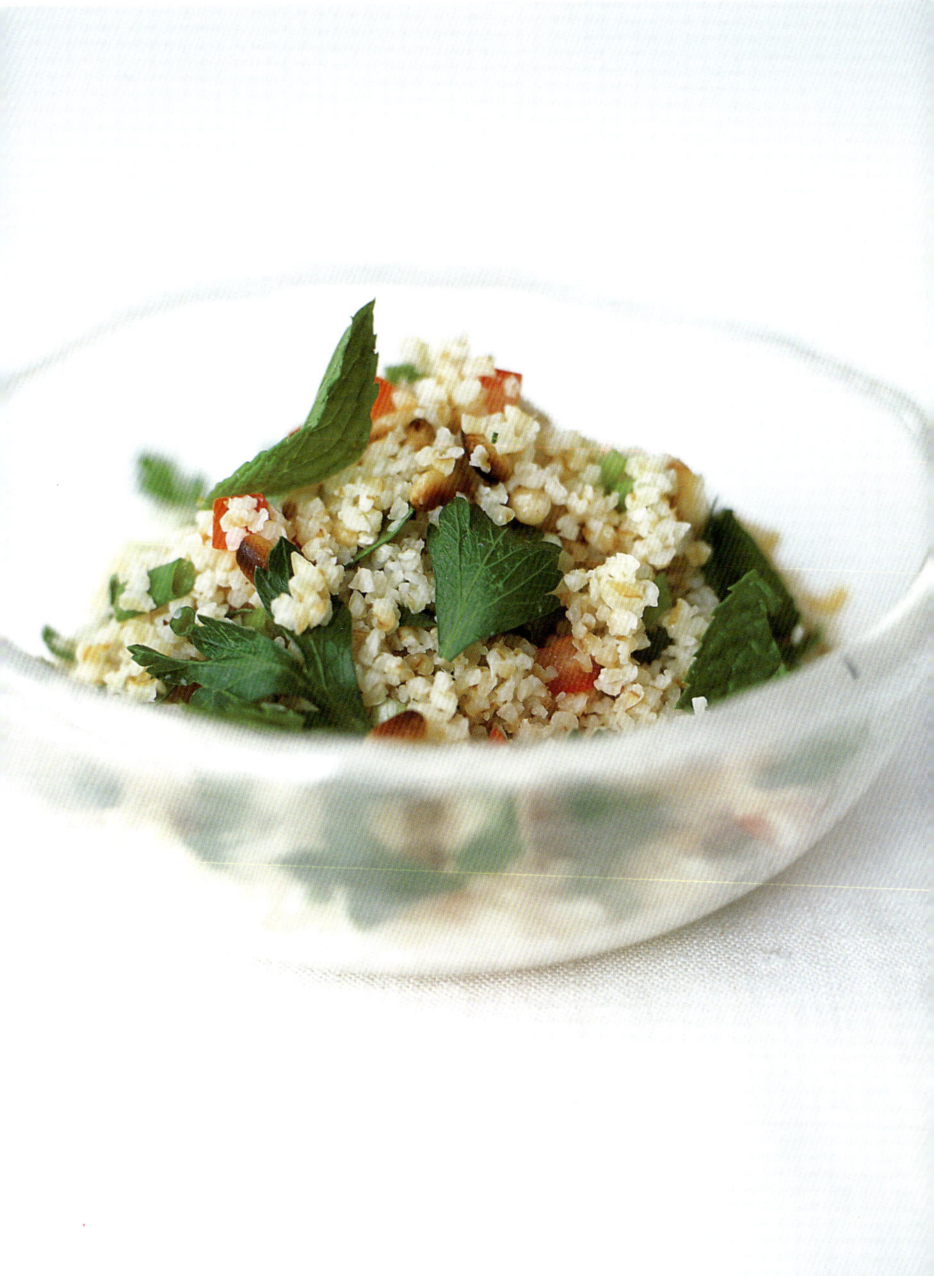

Rico en carbohidratos y fuente de fibra y carotenoides, vitaminas A, C y E, folato, niacina y hierro

Pasta con jitomate

Tiempo de preparación: 10 minutos, tiempo de cocción: 8 minutos, porciones: 4

400g (14oz) de jitomates cherry, en trozos pequeños
1 diente grande de ajo
4 cucharadas de aceite de oliva extra virgen
1 cucharada de vinagre balsámico o vinagre de vino tinto
1 manojo grande de albahaca, picada
sal y pimienta al gusto
400g (14oz) de espagueti integral, linguine o boccatini

Machacar el ajo y una pizca de sal, presionando con un cuchillo o en un mortero. En un recipiente, incorporar la mezcla del ajo, los jitomates, el aceite de oliva, el vinagre, la albahaca, la pimienta y la sal, verificar la sazón, reservar.

En una cacerola grande cocer la pasta en agua con sal, seguir las instrucciones del fabricante, hasta que esté al dente. Colar y regresar a la cacerola. Agregar la mezcla del jitomate, revolver y servir inmediatamente. La salsa no debe calentarse pues los jitomates sueltan mucha agua y cambia la consistencia.

POR PORCIÓN (con pasta integral): 441kcals/1843kJ 14.2g proteínas 69.4g carbohidratos 9.4g fibra 13.8g grasa total 2g grasa saturada 107mcg vitamina A 17.1mg vitamina C 4.5mg hierro 28% energía de grasa 4% energía de grasa saturada 59% energía de carbohidratos

Contrario a la creencia popular, la pasta es una fuente baja en grasa de carbohidratos. Lo que aporta las calorías es lo que se usa para acompañarla, como las salsas de queso o crema y el pesto. Está bien usar pasta blanca, pero la integral aumenta la fibra, folato, niacina y los niveles de hierro. La típica salsa de jitomate es relativamente baja en grasa y rica en vitamina A y C antioxidantes y vitamina E. Los fitoquímicos llamados carotenoides dan el color rojo a los jitomates. El licopeno es un carotenoide presente en los jitomates y se cree que bloquea la producción de colesterol LDL. Los jitomates en esta receta conforman a las cinco porciones recomendadas de frutas y verduras.

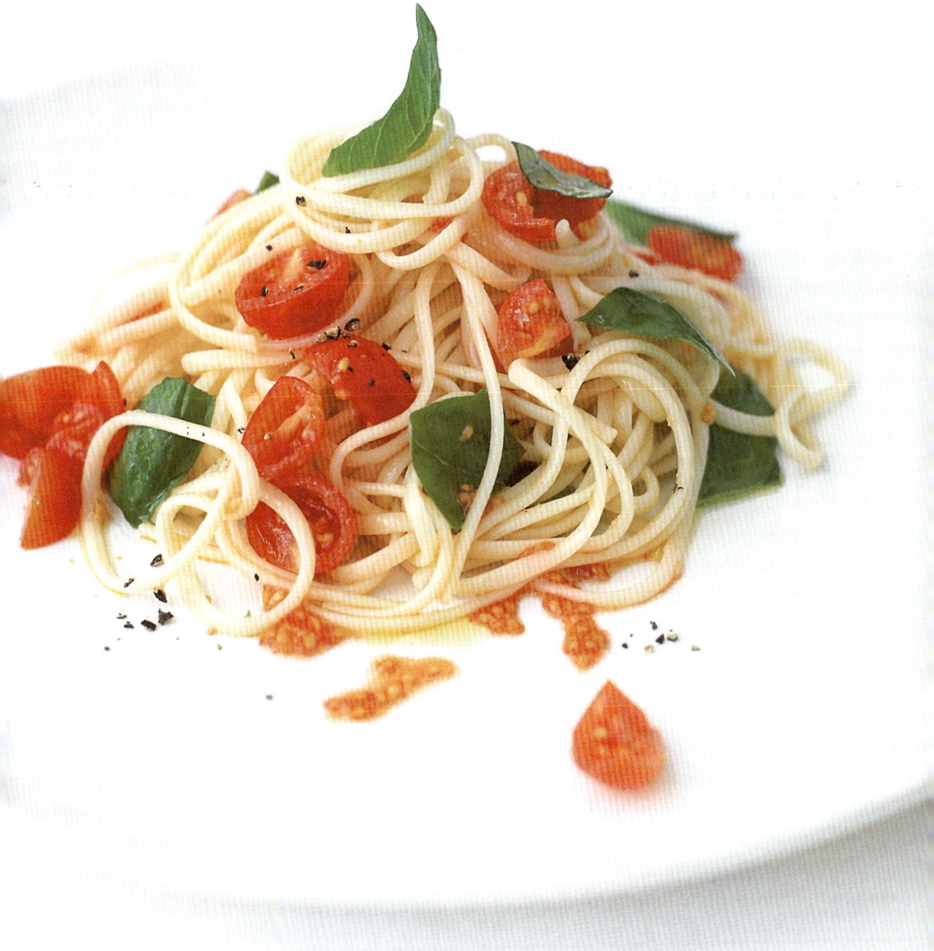

Fuente baja en grasa de carbohidratos, fibra soluble, folato, beta-caroteno (vitamina A), vitaminas C y B, minerales y compuestos vegetales saludables

Couscous con verduras y siete especias

Tiempo de preparación: 30 minutos, tiempo de cocción: 1 hora, porciones: 6

2 cucharadas de aceite de oliva
4 dientes de ajo, pelado y rebanado
400g (14oz) de jitomate, enlatado
400g (14oz) de garbanzos, enlatados
2 cucharadas de 7 especias o 1 pizca de canela, nuez moscada, pimienta, jengibre, cilantro y comino
2 chiles rojos grandes
2 ramitas chicas de canela
1 pizca de azafrán
2 cebollas medianas, peladas y cortadas en sextos
1 pimiento rojo grande, en trozos grandes
1.2litros (2 pintas) de agua
2 cucharaditas de puré de tomate
200g (7oz) de zanahorias, peladas y en trozos grandes
200g (7oz) de calabaza, cortada en trozos grandes
200g (7oz) de calabaza zucchini, en trozos grandes
200g (7oz) de nabo, en trozos grandes
1 manojo chico de cilantro
500g (1lb 11/2 oz) de couscous
salsa harissa* para servir (opcional)

En una cacerola grande poner el aceite de oliva y agregar un diente de ajo, cocer a fuego lento hasta que esté ligeramente dorado. Añadir los jitomates, cocinar a fuego medio-alto hasta que la salsa se reduzca y se espese. Agregar los garbanzos, el resto del ajo, las especias, el chile, la canela, el azafrán, la cebolla, el pimiento, el agua y el puré de tomate. Sazonar y cocer por 45 minutos. En una cacerola con agua hervir a fuego lento las verduras durante 20 minutos o hasta que estén suaves. Mientras, cocer el couscous en una vaporera o en un colador sobre una cacerola con agua hirviendo, seguir las instrucciones del paquete.

Para servir, en un platón acomodar el couscous en forma de anillo, colocar las verduras en el centro y bañar con la mitad de la salsa. Espolvorear el cilantro. Colocar el resto de la salsa en recipientes individuales. Acompañar con salsa harissa.

* Estos ingredientes se consiguen en tiendas gourmet o especializadas.

POR PORCIÓN: 344kcals/1436kJ 11.2 proteínas 64g carbohidratos 5.7g fibra 6.5g grasa total 0.8g grasa saturada 794mcg vitamina A 92g vitamina C 116mg calcio 17% energía de grasa 2% energía de grasa saturada 70% energía de carbohidratos

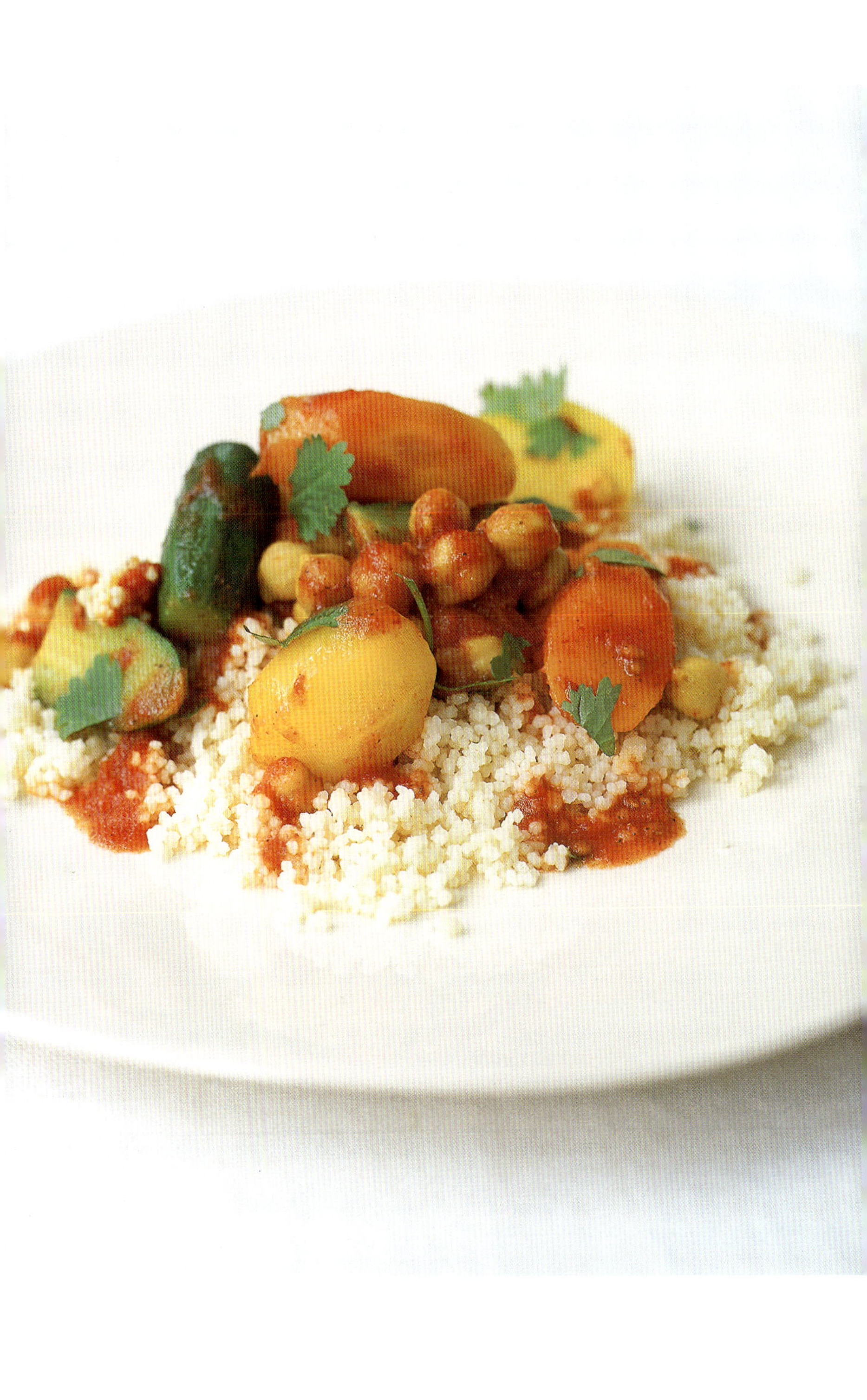

Contiene carbohidratos de digestión prolongada, beta-caroteno (vitamina A), folato, vitamina C y minerales. Las lentejas son bajas en grasa y aportan proteínas y fibra

Ensalada de lentejas verdes y ricotta

Tiempo de preparación: 15 minutos, tiempo de cocción: 30 minutos, porciones: 4 como entrada y 2 como plato fuerte

100g (3 ½ oz) de lentejas verdes
3 cucharadas de aceite de oliva extra virgen
1 diente de ajo, sin pelar
3 cucharadas de jugo de lima o vinagre de vino tinto
2 cucharadas de albahaca, menta o perejil
2 pimientos rojos grandes, asados, sin piel y semillas, en tiras
100g (3 ½ oz) de berros y espinacas
100g (3 ½ oz) de queso ricotta, en rebanadas
25cm (10in) de pan baguette

En una cacerola cocer las lentejas con agua, un chorrito de aceite de oliva y el ajo. Dejar que suelte el hervor y calentar a fuego lento durante 30 minutos hasta que se suavicen. Colar, poner las lentejas en un recipiente y aplastar el ajo para dar sabor. Agregar 1 cucharada de aceite de oliva y 1 cucharada de jugo de lima. Moler las hierbas con el resto del aceite de oliva y el jugo de lima, sazonar con sal y pimienta. Para servir, colocar los berros y las espinacas en platos individuales, añadir las lentejas, el pimiento y el queso. Bañar con el aderezo de hierbas. Acompañar con pan.

POR PORCIÓN (con 5cm-2in de pan por persona, de 4 porciones): 354kcals/1480kJ 14.9g proteínas 46.4g carbohidratos 4.8g fibra 13.4g grasa total 3.4g grasa saturada 764mcg vitamina A 135mg vitamina C 4.8mg hierro 40.4mcg selenio 34% energía de grasa 9% energía de grasa saturada 49% energía de carbohidratos

Las legumbres (chícharos, frijoles y lentejas) son bajas en grasa y contienen proteínas, calcio y fibra. Reemplazar la carne por legumbres es una forma de reducir la ingesta de grasa y de aumentar la de nutrientes antioxidantes y fibra soluble. Esta receta combina lentejas con pimientos, ricos en vitaminas C y A –una porción aporta más del triple de la ingesta diaria recomendada de vitamina C más la ingesta completa de beta-caroteno (vitamina A). Ambas vitaminas antioxidantes ayudan a disminuir el riesgo de ateroesclerosis. El queso ricotta se usa en la cocina baja en grasa porque contiene 11% de grasa (en comparación con el 35% de grasa del cheddar) y es rico en calcio.

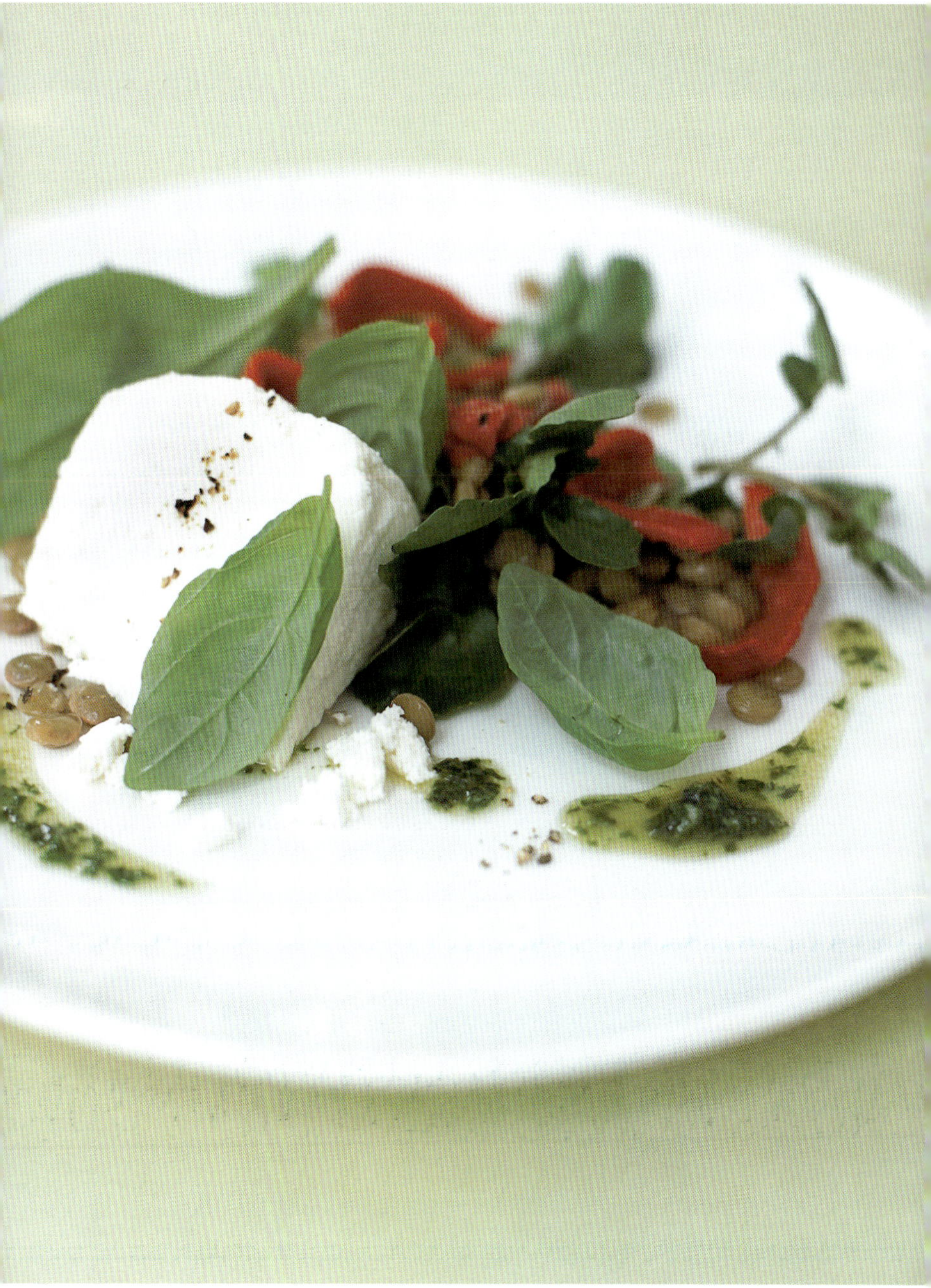

Es una mezcla de verduras rica en vitamina C y beta-caroteno (vitamina A), proporciona folato y compuestos vegetales saludables

Tian de verduras a la parrilla

Tiempo de preparación: 15 minutos, tiempo de cocción: 1 hora, porciones: 6

4 cucharadas de aceite de oliva extra virgen
3 dientes de ajo, rebanados
1 diente de ajo, entero para untar en el pan
800g (1lb 12oz) de jitomates, enlatados o frescos, pelados
1 berenjena mediana, cortada a lo largo y en rebanadas delgadas
2 calabazas zucchini medianas, cortadas a lo largo y en rebanadas delgadas
2 pimientos amarillos grandes
2 cebollas moradas medianas, en mitades y rebanadas
2 cucharadas de vinagre balsámico
1 manojo chico de albahaca, extra para decorar
6 rebanadas delgadas de pan campesino (280g-10oz)

Para hacer la salsa, calentar 2 cucharadas del aceite de oliva en una cacerola, agregar 1 diente de ajo y cocer hasta que esté un poco dorado. Añadir los jitomates, sazonar con sal y pimienta, cocinar por 20 minutos, mover constantemente, hasta formar una salsa espesa.

Precalentar la parrilla, asar la berenjena y la calabaza zucchini hasta que estén un poco doradas por ambos lados y suaves. Asar los pimientos hasta que la piel se ennegrezca, colocar en una bolsa de plástico para enfriar, pelar, quitar las semillas y cortar en tiras. Calentar el resto del aceite y freír a fuego medio la cebolla y el resto del ajo hasta que estén suaves, añadir el vinagre balsámico y dejar que se reduzca. Reservar.

Tostar o asar el pan y untar el ajo por ambos lados cuando esté caliente. Precalentar el horno a 175°C/350°F. En un recipiente para horno de 20x25cm (10x8in) armar el tian. Colocar en el fondo la mitad de la salsa de jitomate, formar capas con el pan, la cebolla, la berenjena, el pimiento, la calabaza zucchini y al final verter el resto de la salsa. Sazonar cada capa con sal y pimienta y albahaca. Tapar con papel aluminio –puede prepararse desde 1 día antes y refrigerar. Hornear de 20 a 30 minutos. Insertar un cuchillo para verificar que esté caliente en el centro. Servir caliente o a temperatura ambiente, espolvorear un poco de albahaca.

POR PORCIÓN: 250kcals/1046kJ 7.9g proteínas 35.2g carbohidratos 6.6g fibra 9.6g grasa total 1.5g grasa saturada 219mcg vitamina A 113mg vitamina C 118mcg folato 35% energía de grasa 5% energía de grasa saturada 53% energía de carbohidratos

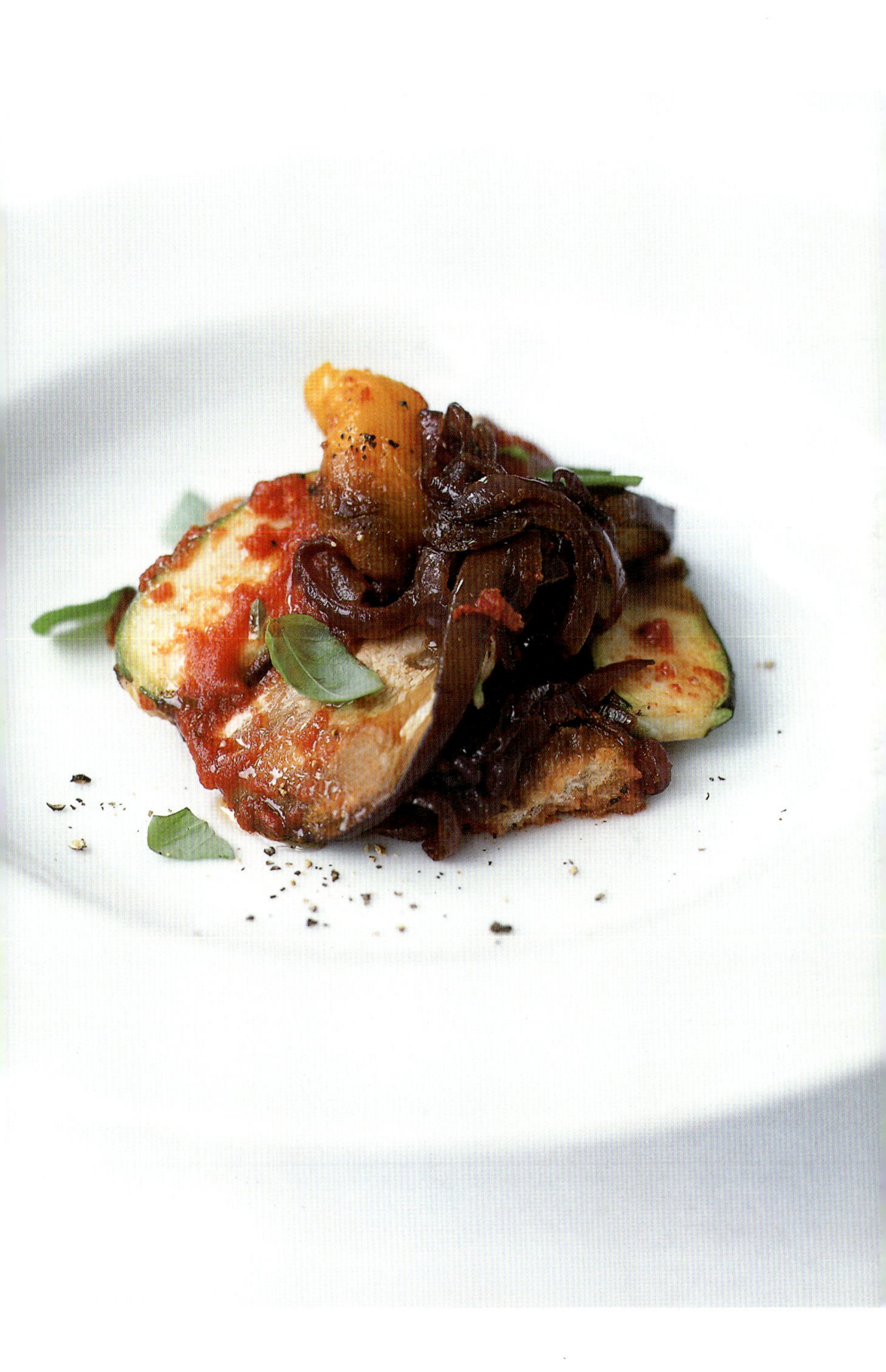

Fuente de fibra soluble, vitamina C, beta-caroteno (vitamina A), potasio y folato, calcio, niacina, vitamina E, hierro y vitaminas B

Ensalada de verduras y vinagre balsámico

Tiempo de preparación: 45 minutos, tiempo de cocción: 40 minutos, porciones: 6

3 alcachofas
2 dientes grandes de ajo, machacados con 1 pizca de sal
3 cucharadas de aceite de oliva extra virgen
3 cucharadas de vinagre balsámico
1 manojo de albahaca o menta
650g (1lb 7oz) de papas de cambray, cocidas
100g (3 ½ oz) de zanahorias baby
100g (3 ½ oz) de ejotes
200g (7oz) de brócoli, en troncos
2 calabazas zucchini, en rebanadas transversales
100g (3 ½ oz) de espárragos
200g (7oz) de chícharos o 450g (1lb) de vainas de chícharo
200g (7oz) de habas
sal y pimienta
láminas de queso parmesano (opcional)

Hervir las alcachofas en agua con sal durante 40 minutos o hasta que las hojas se desprendan con facilidad. Colar y dejar enfriar. Quitar las hojas exteriores y raspar con una cuchara para extraer la pulpa, cortar el corazón en tiras delgadas. Para hacer el aderezo mezclar en un recipiente el ajo machacado, el aceite de oliva, el vinagre balsámico, la albahaca, la pulpa y el corazón de la alcachofa, sazonar con sal y pimienta.

Cocer al vapor las verduras, separadas, hasta que estén tiernas. Colar y agregar el aderezo de inmediato. Verificar la sazón, servir en los platos y colocar encima láminas de queso parmesano.

POR PORCIÓN: 206kcals/861kJ 9.6g proteínas 27.2g carbohidratos 7g fibra 7.2g grasa total 1.2g grasa saturada 300mcg vitamina A 76mg vitamina C 231mcg folato 993mg potasio 32% energía de grasa 5% energía de grasa saturada 50% energía de carbohidratos

Con la mezcla de verduras, es un platillo lleno de nutrientes antioxidantes y fitoquímicos protectores. Los frijoles y otras legumbres son una fuente baja en grasa de proteínas (y hierro) y hacen del platillo un alimento balanceado más que una guarnición. Las alcachofas son ricas en flavonoides, los cuales inhiben el proceso de la arterosclerosis en las paredes arteriales, el espárrago es fuente de folato y contiene las tres vitaminas antioxidantes A, C y E. Cocer las verduras al vapor ayuda a conservar los nutrientes hidrosolubles como la vitamina C, la cual se pierde al hervirlas.

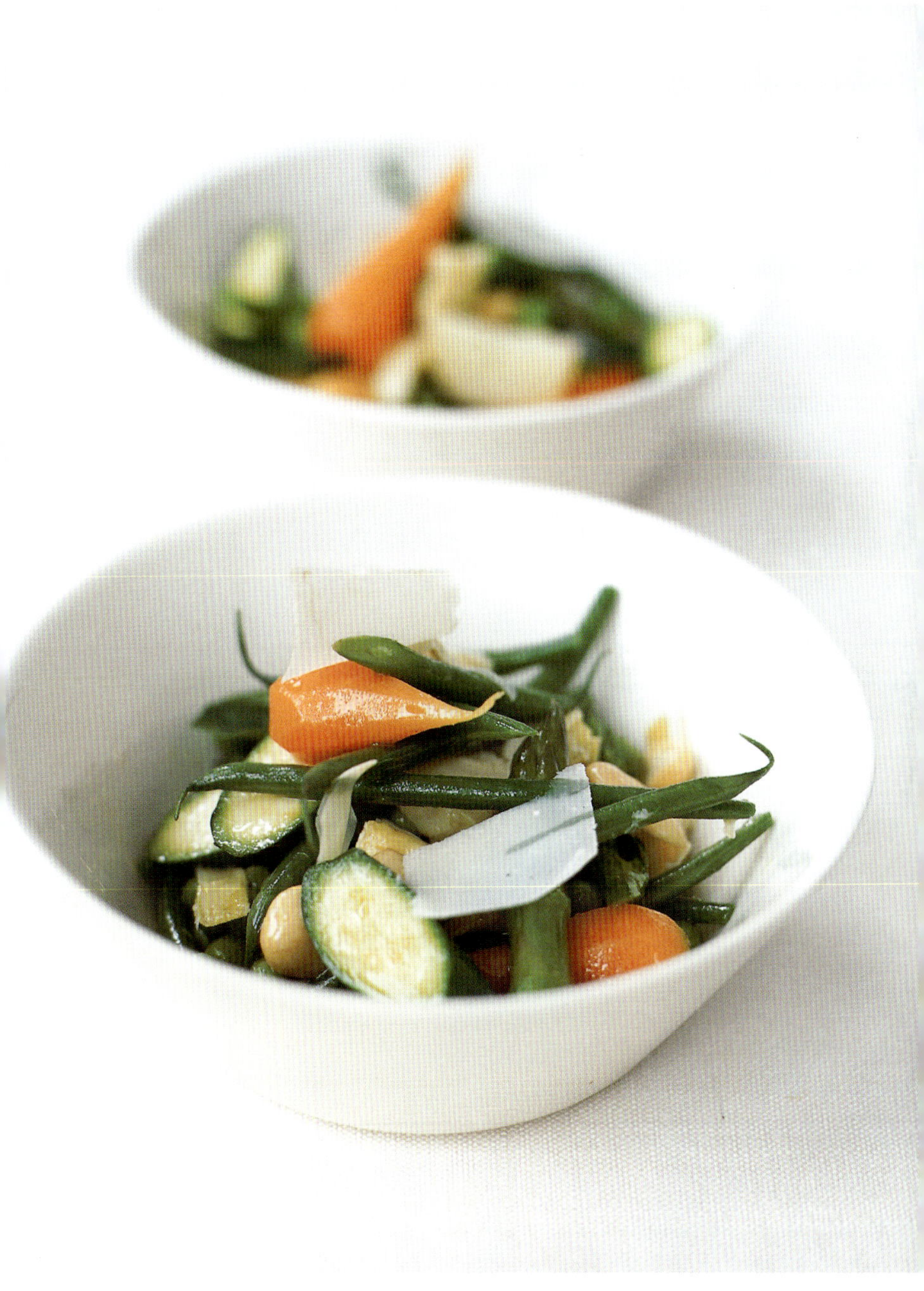

Fuente de carbohidratos de almidón, beta-caroteno (vitamina A), vitaminas B (incluyendo folato) y algunos minerales

Curry de garbanzo, jitomate y espinaca

Tiempo de preparación: 20 minutos, tiempo de cocción: 45 minutos, porciones: 2 como plato fuerte y 4 como guarnición

1 cucharada de aceite de girasol
1 cebolla mediana, en cuartos y rebanadas delgadas
1 cucharada de jengibre o 1 raíz de jengibre en conserva, picado
2 cucharadas soperas de garam masala
½ cucharadita de cúrcuma (opcional)
½ chile rojo grande, picado o 1 cucharadita de chile en hojuelas
200ml (6 ½ oz) de agua
1 diente de ajo, finamente picado
400g (14oz) de jitomates, enlatados
400g (14oz) de garbanzos, enlatados, enjuagados y secados
sal y pimienta
150g (5 ¼ oz) de espinaca de hojas pequeñas
160g (5 ½ oz) de bioyogurt bajo en grasa, mezclado con ½ cucharada de cilantro picado
2 pan naan o chapata para servir

Calentar el aceite en una cacerola, agregar la cebolla y cocinar a fuego medio o hasta que esté suave. Añadir el jengibre, el garam masala, la cúrcuma, el chile y el ajo y cocer durante 1 minuto, revolver periódicamente. Agregar el jitomate y dejar reducir durante 10 minutos, mover ocasionalmente. Añadir los garbanzos y el agua y sazonar con sal y pimienta. Cocinar durante 30 minutos más. Por último, agregar las espinacas y revolver hasta que se incorpore a la mezcla y esté suave. Dejar reposar unos minutos y servir con una cucharada de yogurt en cada plato. Acompañar con el pan.

POR PORCIÓN (como guarnición, con pan naan): 438kcals/1831kJ 16.6g proteínas 61.3g carbohidratos 6.9g fibra 15.9g grasa total 0.8g grasa saturada 366mcg vitamina A 303mg calcio 5.5mg hierro 33% energía de grasa 1% energía de grasa saturada 53% energía de carbohidratos

Hecha con muy poca grasa añadida, garbanzos y verduras, esta receta baja en grasa es rica en fibra y provee el balance adecuado de nutrientes para un corazón sano. Para reducir aún más la cantidad de grasa, sirve el curry con arroz hervido y no con pan naan –así disminuyes la grasa por porción a la mitad. Contiene casi toda la ingesta diaria recomendada de vitamina C antioxidante. Además de proveer de vitamina C, la espinaca es fuente de folato, beta-caroteno (vitamina A). Los jitomates enlatados son un ejemplo de que la comida enlatada contribuye de manera importante a una dieta sana. Los jitomates enlatados y cocidos contienen el carotenoide color rojo llamado icopeno, un antioxidante poderoso. Los jitomates enlatados son fuente de beta-caroteno (vitamina A), vitamina E y folato.

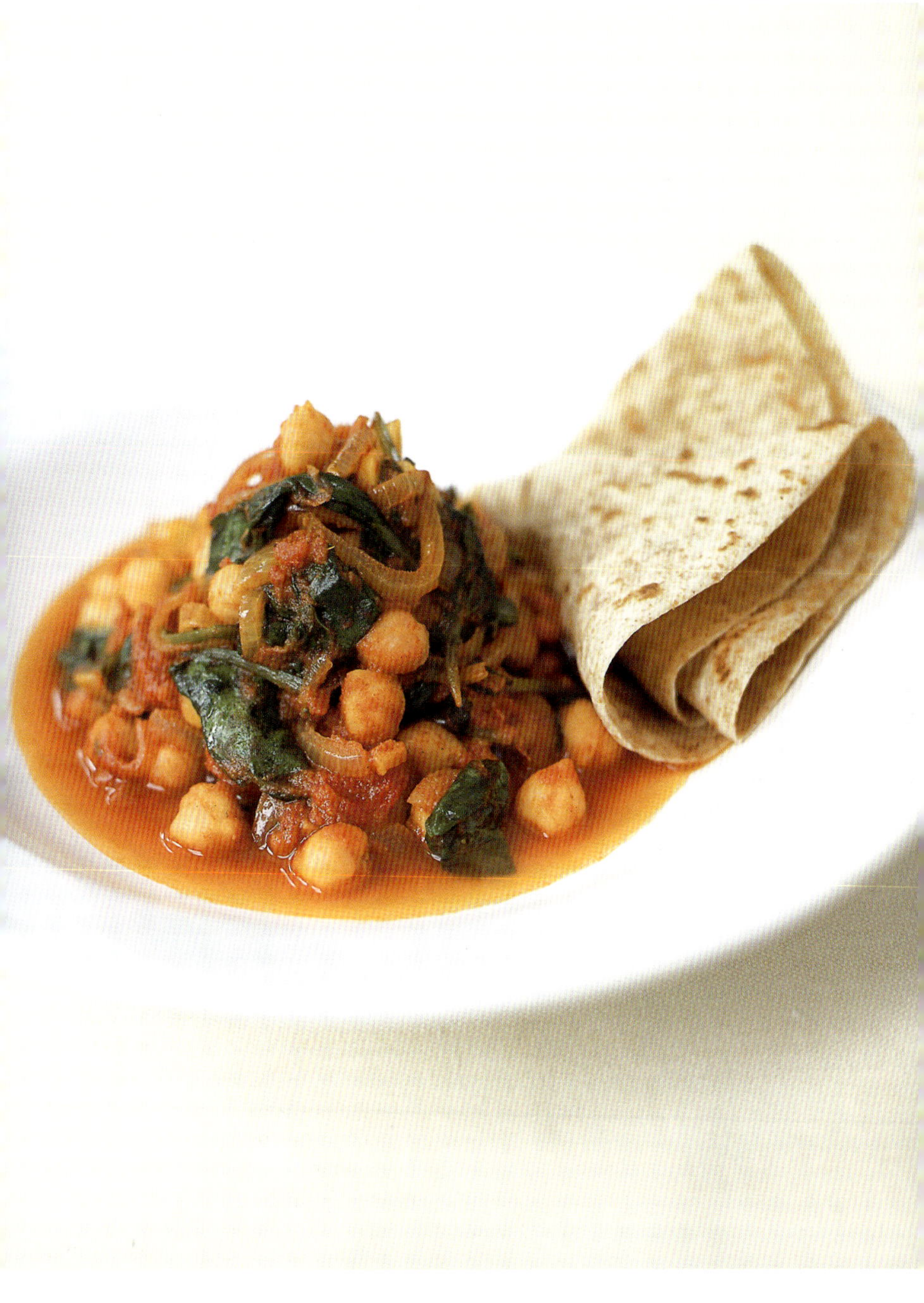

Fuente de folato, vitamina C, beta-caroteno (vitamina A), calcio y potasio, vitaminas B, hierro, zinc y vitaminas D y E liposolubles

Tarta de col

Tiempo de preparación: 15 minutos, tiempo de cocción: 1 hora, porciones: 6

3 alcachofas grandes
1 col rizada grande
2 cucharadas de aceite de oliva extra virgen
1 cebolla morada
3 zanahorias grandes, peladas y en rebanadas delgadas
2 dientes de ajo
1 ramita de tomillo
1 copa de jerez o vermouth
250g (9oz) de queso ricotta
1 huevo
50g (1 ¾ oz) de queso parmesano, recién rallado
45cm (8in) de pan baguette

Precalentar el horno a 180°C/350°F. Hervir las alcachofas en agua con sal durante 40 minutos o hasta que las hojas se desprendan con facilidad. Quitar las hojas exteriores y reservar, pueden usarse como bocadillo con un poco de aceite de oliva y jugo de limón. Sacar el corazón y cortarlo en tiras delgadas.

Quitar las hojas exteriores de la col y blanquearla en agua con sal hasta que esté tierna. Engrasar un molde para horno de 22cm (9in). Forrar el molde con las hojas de col (sin dejar huecos).

En una cacerola calentar 2 cucharadas del aceite y cocer la cebolla a fuego medio y la zanahoria hasta que la cebolla esté suave. Sazonar con sal y pimienta. Agregar el ajo y el tomillo, cocinar unos minutos más. Agregar el corazón de la alcachofa y el jerez, cocinar hasta que se reduzca y las verduras estén tiernas. Si las zanahorias no están tiernas, tapar y cocer a fuego lento unos minutos más, revolver ocasionalmente.

Dejar que el relleno se enfríe e incorporar el ricotta, el huevo y el parmesano, mover con cuidado. Verificar la sazón. Colocar el relleno en el molde y cubrir con las hojas de col. Tapar el molde con papel aluminio y hornear por 15 minutos. Retirar del horno y voltear sobre un plato para desmoldar. Servir caliente o a temperatura ambiente como entrada o plato principal con pan o ensalada.

POR PORCIÓN (6 porciones): 379kcals/1585kJ 17.6g proteínas 46.2g carbohidratos 5.8g fibra 14.5g grasa total 5.9g grasa saturada 185mcg folato 61.9mg vitamina C 1233mcg vitamina A 34% energía de grasa 14% energía de grasa saturada 47% energía de carbohidratos

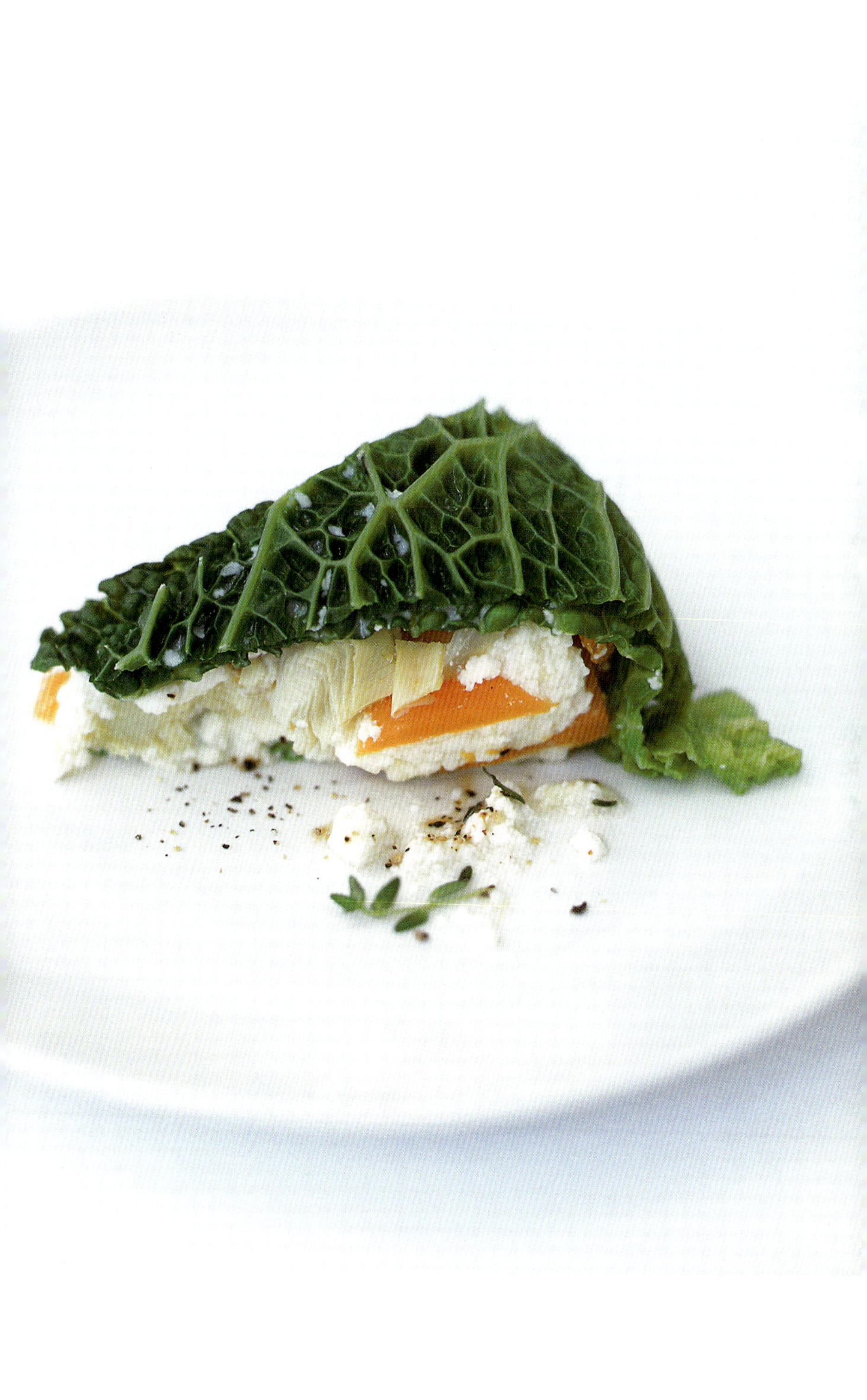

Fuente rica en carbohidratos, beta-caroteno (vitamina A), vitamina E y potasio. También aporta vitamina C, folato, hierro, selenio y vitaminas B

Gratín de hongos salvajes y camote

Tiempo de preparación: 20 minutos, tiempo de cocción: 2 horas, porciones: 4-6

250g (9oz) de portobellos, en mitades y en rebanadas delgadas
20g (3/4 oz) de porcini seco o algún otro tipo de hongo salvaje seco, remojado en agua caliente para que se hidrate, reservar el líquido
2 cucharadas grandes de aceite de oliva extra virgen
2 dientes de ajo, picados
2 cucharadas de salvia, tomillo o romero
150ml (5oz) de vino tinto
600ml (19oz) de caldo de res o de pollo
500g (1lb 1 ½ oz) de camote, en rebanadas delgadas, sazonado con sal y pimienta al gusto
1 cucharada de perejil de hoja lisa (opcional)
Guarnición:
4 rebanadas gruesas de pan integral

Precalentar el horno a 190°C/400°F. En un sartén grande calentar ½ cucharada del aceite de oliva, cocinar los portobello hasta que estén tiernos. Agregar el ajo y la salvia, cocer por 1 minuto más. Añadir los porcini, cocinar a fuego medio durante unos minutos más. Añadir el líquido de los hongos, colado, y el vino tinto, dejar reducir. Sazonar. Agregar el caldo y dejar que suelte el hervor. Reservar.

Engrasar un molde para horno de 25x20cm (10x8in) con ½ cucharada de aceite de oliva. Colocar una capa de camote en el fondo del molde, colocar encima una capa de 2 cucharadas de hongos y así sucesivamente hasta terminar con una capa de camote. Agregar suficiente caldo de los hongos para cubrir todo.

Tapar con papel aluminio y hornear de 1 ½ a 2 horas. Después de 1 hora verificar que el camote esté cociéndose en el caldo. Cocer de 30 minutos a 1 hora más hasta que los camotes estén suaves. Reposar 15 minutos antes de servir. Servir como plato principal para 4 personas acompañado de ensalada o como guarnición de carne asada.

POR PORCIÓN (4 porciones): 388kcals/1410kJ 8.5g proteínas 55.3g carbohidratos 5.8g fibra 7.9g grasa total 1g grasa saturada 873mcg vitamina A 6mg vitamina E 34mg vitamina C 21% energía de grasa 3% energía de grasa saturada 61% energía de carbohidratos

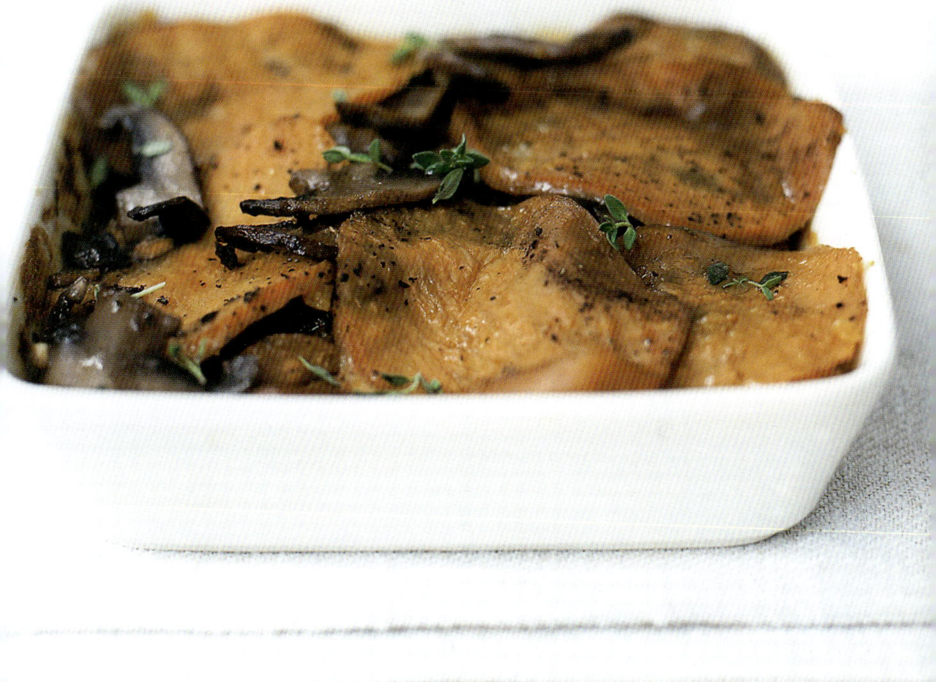

Fuente rica en carbohidratos, fibra y vitaminas B, incluyendo folato. Aporta beta-caroteno (vitamina A), vitaminas C y E y hierro.

Ensalada tibia de chícharo, haba y papa

Tiempo de preparación: 30 minutos, tiempo de cocción: 30 minutos, porciones: 4

500g (1lb 1 ½ oz) de papas de cambray, cocidas y en mitades
2 cucharadas de aceite de oliva
1 cebolla mediana, finamente picada
75g (2 ½ oz) de tocino ahumado, en trozos
2 dientes de ajo, picados
250g (9oz) de chícharos
200g (9oz) de habas
2 ramitos de albahaca, en trozos
1 cucharada de vino tinto
1 cucharada de bioyogurt bajo en grasa (opcional)

En una cacerola grande calentar el aceite y freír a fuego medio la cebolla y el tocino durante 5 minutos, o hasta que la cebolla esté suave y el tocino ligeramente caramelizado. Reducir el fuego y añadir el ajo, cocinar durante 1 minuto. Agregar las papas y cocer por 5 minutos, revolver esporádicamente.

Blanquear los chícharos en agua hirviendo unos minutos hasta que estén cocidos, colar y pasar por agua fría. Repetir el procedimiento con las habas, quitarles la piel, mezclarlas con los chícharos e incorporar a la mezcla de tocino. Agregar la albahaca y el vino tinto, cocer 1 minuto. Agregar el yogurt y retirar del fuego. Servir como almuerzo ligero o como guarnición para pechugas de pollo asado o chuletas de cordero.

POR PORCIÓN: 276kcals/1154kJ 13g proteínas 34g carbohidratos 7.8g fibra 10.5g grasa total 2.3g grasa saturada 0.8g tiamina 7.3mg niacina 150mcg folato 53mg vitamina C 34% energía de grasa 8% energía de grasa saturada 46% energía de carbohidratos

Esta receta combina ingredientes ricos en almidón y fibra, como las papas y las habas, con verduras y un poco de tocino, proporciona el balance adecuado de nutrientes para una comida saludable para el corazón, baja en grasas, rica en fibras, almidón y vitaminas antioxidantes. Los chícharos y las habas son bajos en grasa y otorgan muchas vitaminas y nutrientes, como la tiamina, la cual es benéfica para quien sufre de insuficiencia cardiaca o toma diuréticos. La vitamina E de las habas trabaja con el selenio para neutralizar los radicales libres, lo cual ayuda a prevenir que se forme tejido graso en las paredes arteriales.

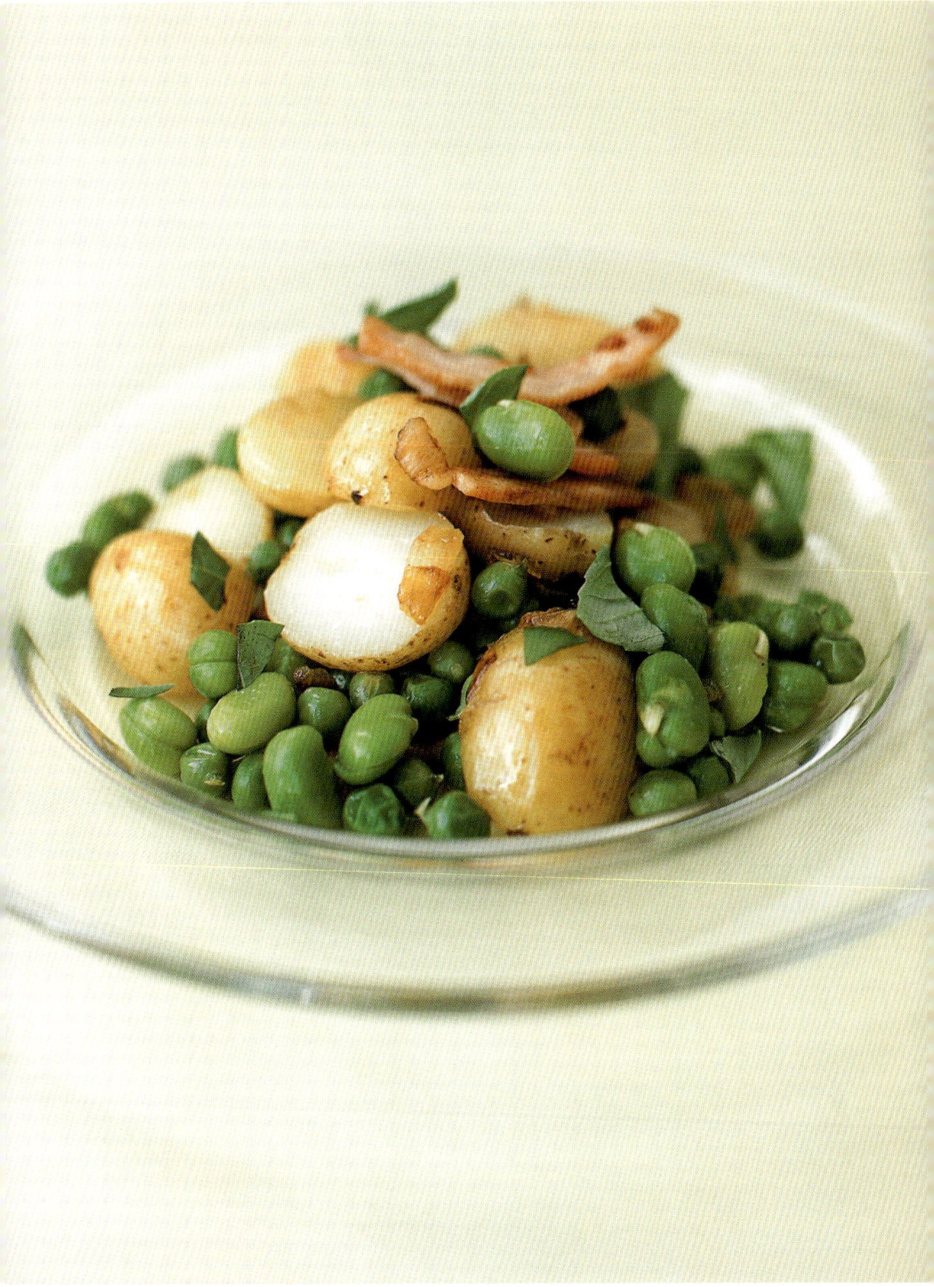

Las moras son excelente fuente de fibra, folato, potasio y vitaminas C y flavonoides antioxidantes. Con el yogurt aumenta la ingesta de calcio.

Pudín de verano

Tiempo de preparación: 20 minutos, tiempo para reposar: 4 horas, porciones: 4-6

900g (2lb) de moras, como grosella negra y roja, frambuesas y zarzamoras
100g (3 ½ oz) de azúcar moscabado
50ml (1 ¾ oz) de cassis, licor de frambuesa o agua
16 rebanadas medianas de pan integral, sin corteza y cortado en triángulos
6 cucharadas de bioyogurt bajo en grasa o fromage frais* bajo en grasa

Usar un molde para pudín de 1.5litros (2 ½ pintas). Forrarlo con plástico antiadherente para que sea más fácil desmoldar.

Limpiar la fruta. En una cacerola grande colocar las frutas, el azúcar y el cassis o agua, cocer a fuego lento durante 1 minuto, mover constantemente, hasta que el azúcar se disuelva. Reservar y dejar enfriar.

Mojar un lado del pan en el líquido de la fruta, acomodarlo en el molde con la parte húmeda pegada a éste. No dejar espacios entre los panes para que no se rompa. Agregar las frutas y el líquido, cubrir con pan. Colocar encima un plato y un objeto pesado encima. Refrigerar mínimo 6 horas.

Para desmoldar jalar un poco el plástico para eliminar el vacío, colocar un plato encima y voltear el molde. Servir acompañado de yogurt o fromage frais.

* Estos ingredientes se consiguen en tiendas gourmet o especializadas.

POR PORCIÓN (de 6 porciones): 328kcals/1369kJ 11.9 proteínas 69.5g carbohidratos 7.9g fibra 2.6g grasa total 0.6g grasa saturada 44mg vitamina C 232mg calcio 3.7mg hierro 7% energía de grasa 2% energía de grasa saturada 80% energía de carbohidratos

Este pudín contiene menos de 1% de grasa, fitoquímicos y más de la ingesta recomendada de vitamina C antioxidante en una porción. Las frutas son ricas en vitamina C, la grosella contiene cuatro veces más que las naranjas. Las frutas también contienen vitamina E, otro antioxidante, folato y fibra, todos son importantes para reducir el riesgo de enfermedades cardiacas.

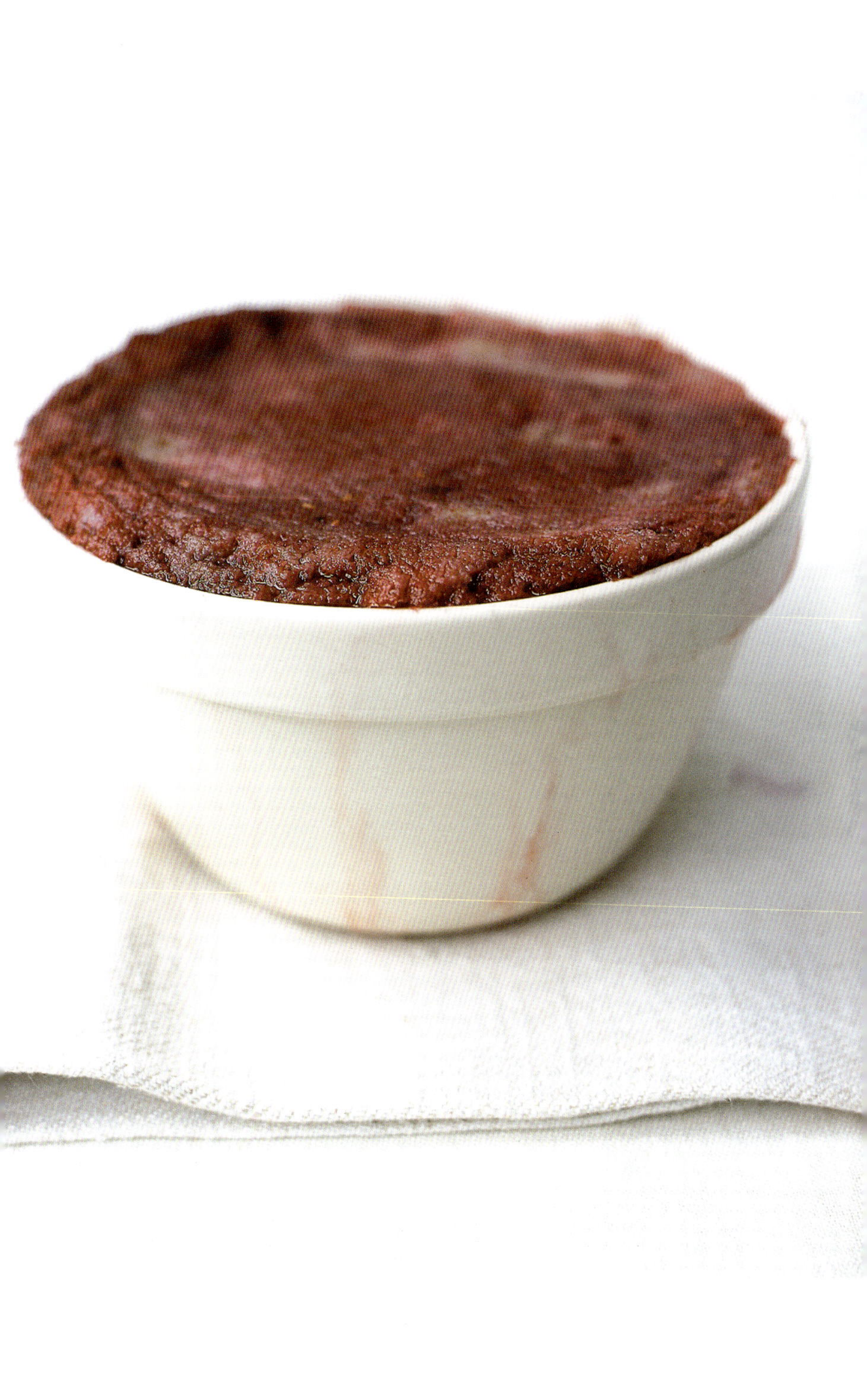

Granita de naranja sanguina

Tiempo de preparación: 15 minutos, tiempo para congelar: 24 horas, porciones: 4-6

400ml (13oz) de jugo de naranja sanguina (aprox 5 naranjas) o naranjas ordinarias
ralladura de 2 naranjas
2 cucharadas de cualquiera de los siguientes: grand marnier, vodka, ron (opcional)
100g (3 ½ oz) de azúcar moscabado
200ml (6 ½ oz) de agua

En una cacerola poner el agua y el azúcar y cocer a fuego lento, revolver hasta que el azúcar se disuelva. Verter el jugo de naranja, el licor y la ralladura, revolver. Verter a un recipiente donde el líquido no quede a más de 3cm (1in) de altura, así se congela con mayor rapidez. Congelar por 6 horas mínimo hasta que esté sólido. Picar la granita con un tenedor para darle consistencia de raspado. Congelar 2 horas más. Servir en recipientes precongelados y acompañar con biscotti. Es un postre refrescante.

POR PORCIÓN (con alcohol): 82kcals/344kJ 0.3g proteínas 20.6g carbohidratos 0g grasa total 22mg vitamina C 94% energía de carbohidratos

Postre bajo en grasa, rico en vitamina C –antioxidante poderoso. Al usar la ralladura de naranja, elige naranjas sin cera o lávalas para eliminar la cera y los pesticidas. La fibra que contienen las naranjas se encuentra en su mayoría en las membranas que dividen los gajos, por desgracia, el jugo de naranja no contiene dichas membranas y es bajo en fibra. Por esta razón, el jugo de naranja cuenta como una porción de las cinco porciones recomendadas por día de frutas y verduras.

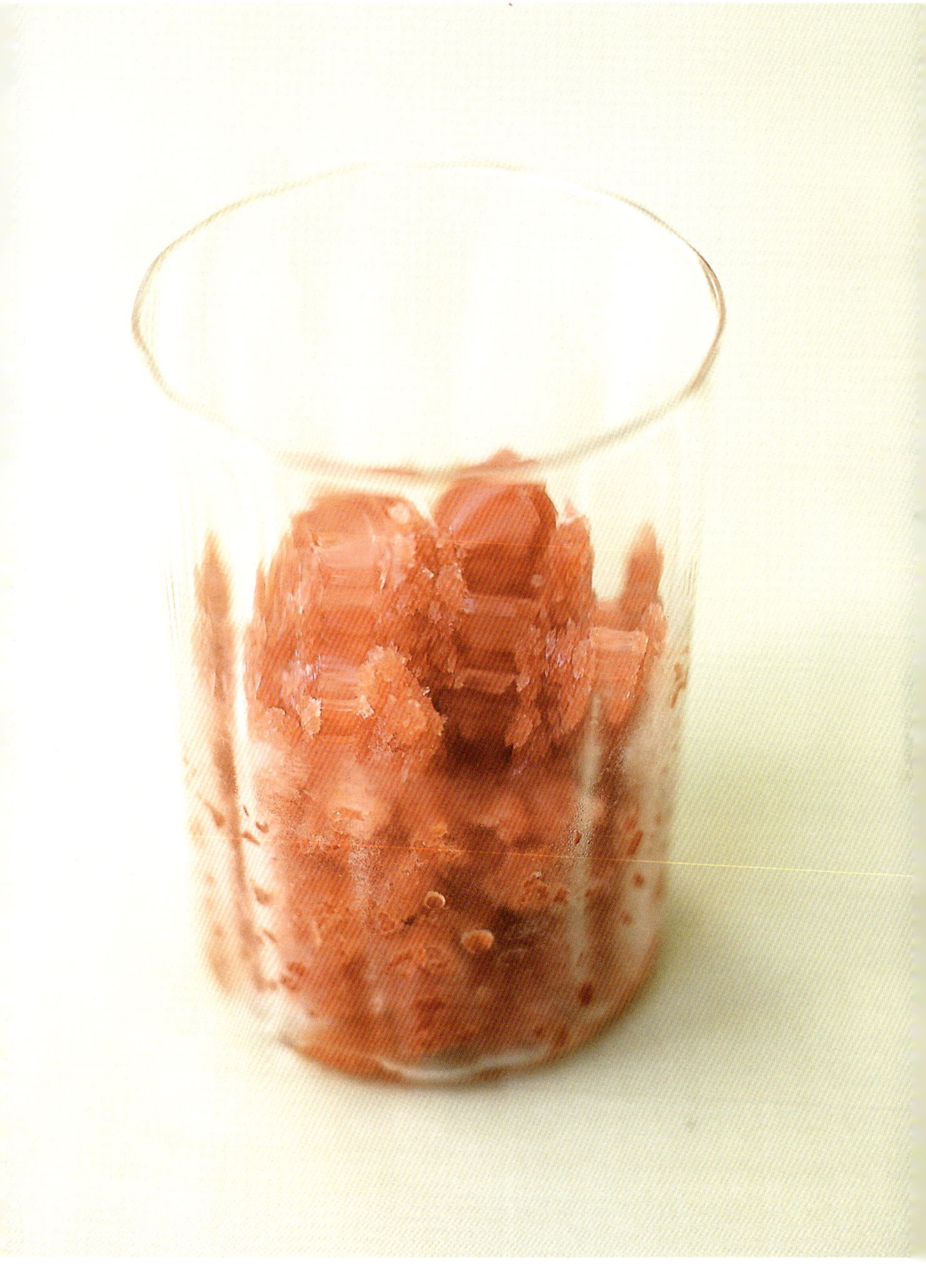

Proporciona energía de carbohidratos, fibra soluble, beta-caroteno (vitamina A), folato, potasio y calcio.

Manzanas asadas con pasas y pistaches

Tiempo de preparación: 10 minutos, tiempo de cocción: 20 minutos, porciones: 4

4 manzanas gala, enteras y descorazonadas
25g (1oz) de mantequilla sin sal, congelada
4 ramitas de canela
40g (1 ½ oz) de pistaches o almendras
3 cucharadas de azúcar morena
100g (3 ½ oz) de pasas
200ml (6 ½ oz) de aguardiente de uva o brandy
4 cucharadas de bioyogurt bajo en grasa

Precalentar el horno a 180ºC/350ºF. Colocar las manzanas en un molde para hornear. En el centro de las manzanas colocar un trozo de la mantequilla, 1 ramita de canela, pistaches y pasas. Espolvorear el azúcar y bañar con el licor. Hornear de 20 a 30 minutos, revisar constantemente para verificar que las manzanas no se suavicen demasiado. Bañar con el jugo dos veces mientras se cuece. Verificar la cocción con un palillo. Servir tibio con yogurt. Pueden cocinarse antes y calentarse antes de servir. Puede hacerse con peras también.

POR PORCIÓN: 319kcals/1333kJ 4.4g proteínas 26.6g carbohidratos 2.6g fibra 11.2g grasa total 4.4 grasa saturada 64.2mcg vitamina A 350mg potasio 98mg calcio 32% energía de grasa 12% energía de grasa saturada 31% energía de carbohidratos

Las manzanas horneadas con pasas son bajas en calorías, en grasa y ricas en fibra. Las manzanas son fuente de vitamina C, contienen el azúcar natural llamada fructosa –fuente de energía baja en grasa– y pectina, la fibra soluble que ayuda a bajar los niveles de colesterol en la sangre. La receta incluye nueces y un poco de mantequilla para aumentar el sabor. Aunque lo anterior aumenta el contenido de vitamina A y E (antioxidantes que ayudan en la prevención de enfermedades cardiacas), puedes omitir la mantequilla y las nueces para reducir el contenido de grasa y calorías.

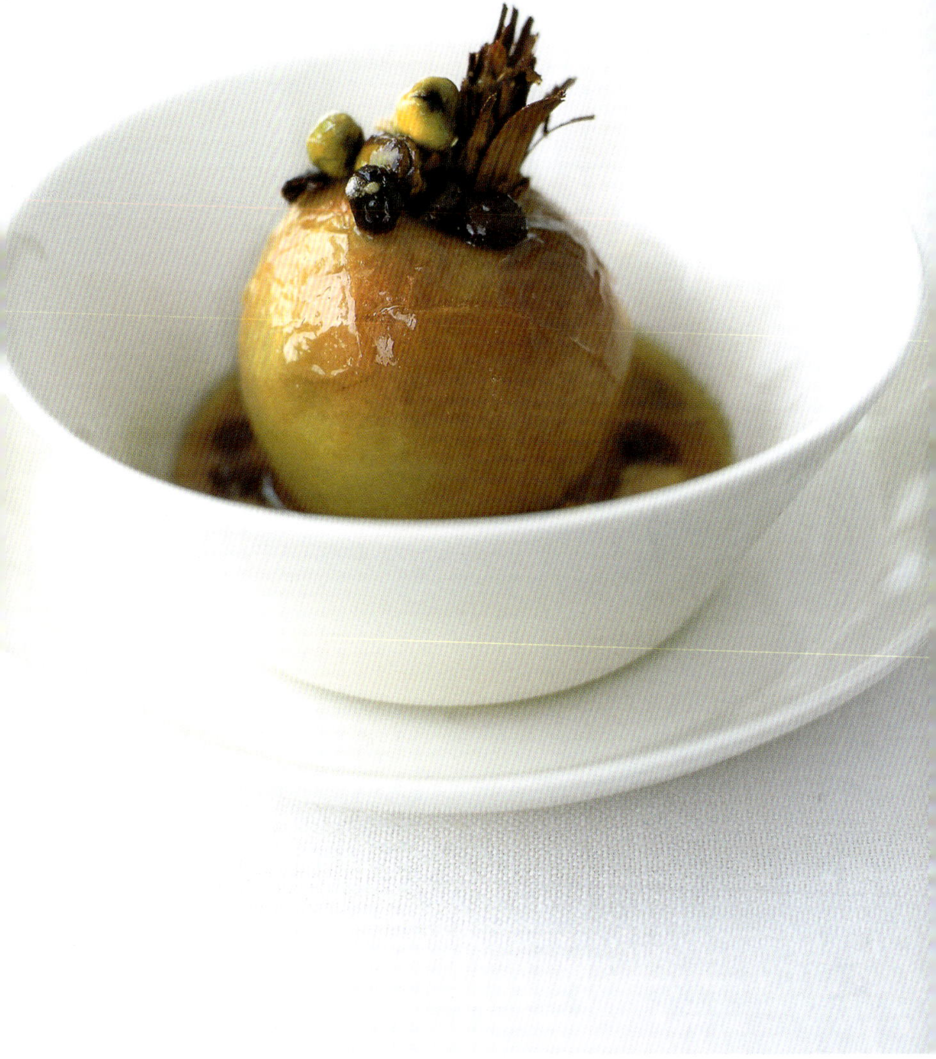

Rica en carbohidratos de almidón y fibra. Fuente de folato, potasio, niacina y vitamina E

Focaccia con uvas

Tiempo de preparación: 20 minutos, tiempo para reposar: 2 horas, tiempo de cocción: 20 minutos, porciones: 8

15g (1/2 oz) de levadura fresca o 2 cucharaditas de levadura seca, mezclada con agua tibia
400ml (12 ¾ oz) de agua tibia
800g (1lb 12oz) de harina blanca
1 cucharadita de azúcar
1pizca de sal
25ml (1oz) de aceite de oliva extra virgen y 1 cucharada extra para engrasar
1 racimo grande de uvas, limpias
4 cucharadas de azúcar morena
1 cucharada de canela

Hacer una fuente con el harina, ½ cucharadita de azúcar, la sal, la levadura y el aceite de oliva, agregar el agua tibia al centro. Amasar durante 5 minutos hasta que la masa esté tersa y homogénea. Añadir más harina si hace falta. Engrasar ligeramente un recipiente y colocar la masa, untarle un poco de aceite para evitar que se reseque. Tapar con una toalla de cocina y dejar fermentar por 2 horas en un lugar cálido, debe doblar su tamaño. Precalentar el horno a 220°C/ 425°F. Engrasar un molde rectangular de 35x23cm (14x9in). Extender la masa con un rodillo para que quede del tamaño del molde. Espolvorear el azúcar, agregar las uvas a que cubran la superficie, presionar para que se adhieran. Espolvorear la canela y 1 cucharada de azúcar.

Hornear de 15 a 20 minutos hasta que el pan esté dorado y las uvas estén casi caramelizadas. Servir caliente o a temperatura ambiente. Las uvas pueden sustituirse por cerezas o ciruelas.

POR PORCIÓN: 429kcals/1792kJ 10g proteínas 94.6g carbohidratos 3.4g fibra 3.6g grasa total 0.5g grasa saturada 8% energía de grasa 1% energía de grasa saturada 84% energía de carbohidratos

Es un postre de origen italiano que contiene menos de 3% de grasa (8% de calorías de grasa) y la mayoría de las calorías proviene de carbohidratos. Es fuente de fibra y energía. Casi todos los nutrientes (calcio, hierro, folato) se encuentran en el harina y en la levadura. Las uvas aportan pocos minerales y vitaminas además de folato. Las uvas negras son fuente de flavonoides –antioxidantes que ayudan a reducir el riesgo de enfermedades cardiacas.

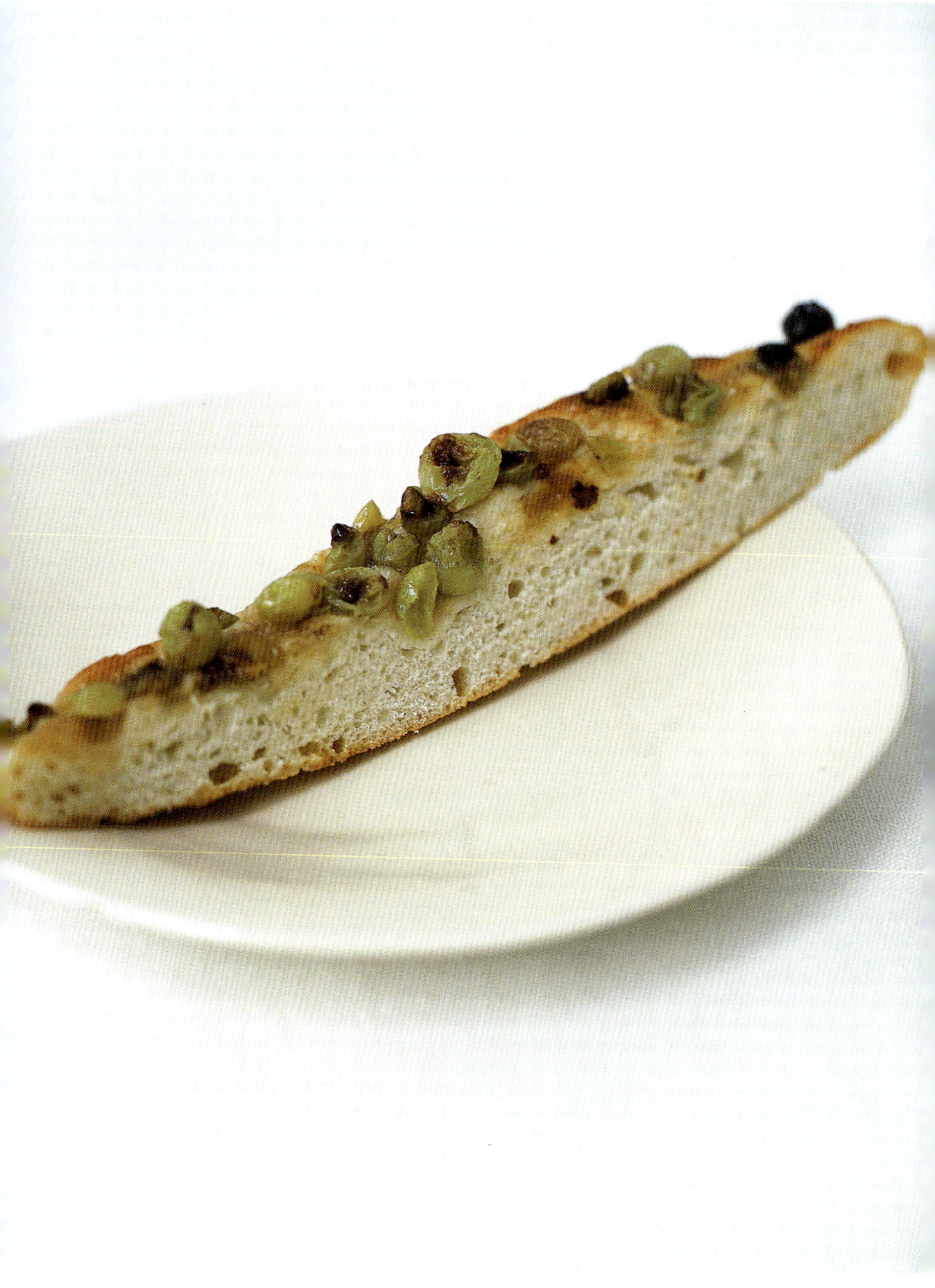

Rico en energía de carbohidratos y proporciona fibra, vitaminas B, vitamina A, D y E además de minerales

Biscotti

Tiempo de preparación: 20 minutos, tiempo de cocción: 1 hora, rinde: 25

250g (9oz) de harina
250g (9oz) de azúcar refinada
2 huevos, a temperatura ambiente
1 yema
½ cucharadita de polvo para hornear
½ cucharadita de extracto de vainilla
1 pizca de sal
50g (1 ¾ oz) de almendras, tostadas
50g (1 ¾ oz) de avellanas
2 cucharaditas de anís (opcional)
Para barnizar: mezclar la clara restante con1 cucharadita de agua o leche

Precalentar el horno a 180ºC/350ºF. Forrar una charola para hornear con papel encerado. En el procesador de alimentos mezclar el harina, los huevos, el polvo para hornear, la vainilla y la sal hasta que se incorporen. Enharinar la superficie de trabajo. Con las manos mezclar la masa con las nueces y la mitad del anís. Enharinar las manos porque la masa es pegajosa, y dividirla en dos partes. Con un rodillo formar dos troncos de 5cm (2in) de ancho. Colocarlos en la charola, separados 10cm (4in) entre sí, pues se extienden durante el horneado. Barnizar con el huevo y espolvorear el resto del anís.

Hornear por 30 minutos o hasta que estén dorados y firmes. Reducir la temperatura del horno a 150ºC/300ºF. Sacar del horno y dejar reposar por 10 minutos. Cortar rebanadas diagonales de 1.5cm (3/4 in). Hornear de 15 a 30 minutos más hasta que estén bien cocidos. Dejar enfriar y servir. Acompañar con frutas secas o compota de frutas. Tradicionalmente se humedece en Vin Santo. Se puede acompañar con té de menta (ver página 50-51). Guardados en un recipiente hermético duran hasta 1 mes.

POR BISCOTTI: 108kcals/453kJ 2.4g proteínas 18.6g carbohidratos 0.6g fibra 3.3g grasa total 0.4g grasa saturada 27% energía de grasa 3% energía de grasa saturada 64% energía de carbohidratos

Contienen sólo 10% de grasa –la mitad del contenido de un biscuit– y son más ricos en vitamina E antioxidante y vitaminas B. Las nueces añaden sabor, minerales y grasa, pero es no-saturada principalmente. Las avellanas son ricas en grasas esenciales y son necesarias en pequeñas cantidades para tener buena salud.

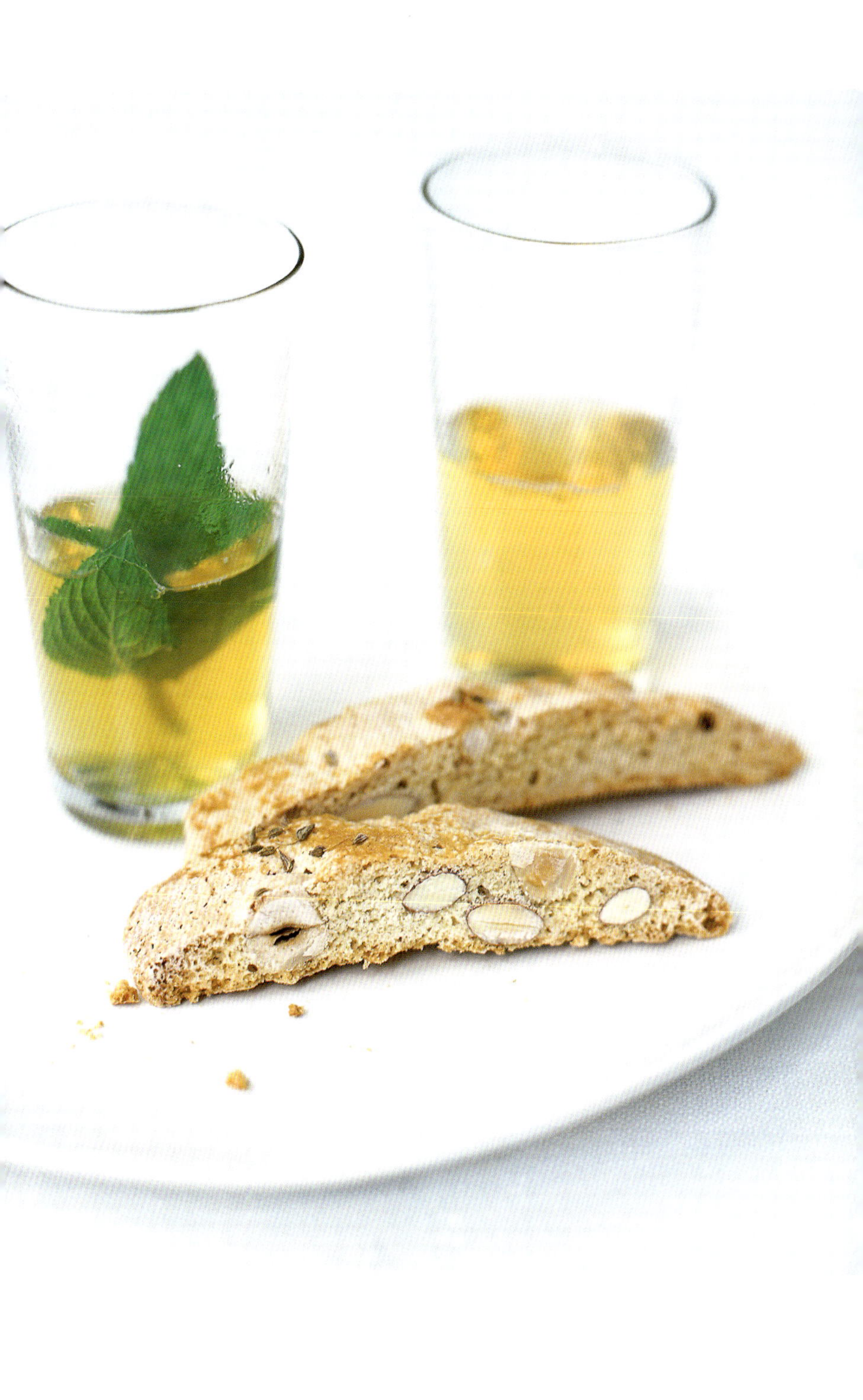

índice

Primero publicado en 2002 por Murdoch Books UK Ltd
Heart Food

Comida para el corazón
Nicolás San Juan No. 1043
Col. Del Valle
03100, México, D.F.
http://www.grupotomo.com.mx
ISBN: 970-666-710-5

Miembro de la Cámara Nacional
de la Industria Editorial No. 2961

Traductor: Lorena Hidalgo.
Diseño de portada: Emigdio Guevara
Formación: Servicios Editoriales Aguirre, S.C.
Supervisor de proyecto: Silvia Morales

Printed in Singapore — Impreso en Singapur